レジデントノート別冊

できる！見える！活かす！
グラム染色からの感染症診断

検体採取・染色・観察の基本とケースで身につく診断力

著／田里大輔，藤田次郎

羊土社
YODOSHA

謹告

　本書に記載されている診断法・治療法に関しては，発行時点における最新の情報に基づき，正確を期するよう，著者ならびに出版社はそれぞれ最善の努力を払っております．しかし，医学，医療の進歩により，記載された内容が正確かつ完全ではなくなる場合もございます．

　したがって，実際の診断法・治療法で，熟知していない，あるいは汎用されていない新薬をはじめとする医薬品の使用，検査の実施および判読にあたっては，まず医薬品添付文書や機器および試薬の説明書で確認され，また診療技術に関しては十分考慮されたうえで，常に細心の注意を払われるようお願いいたします．

　本書記載の診断法・治療法・医薬品・検査法・疾患への適応などが，その後の医学研究ならびに医療の進歩により本書発行後に変更された場合，その診断法・治療法・医薬品・検査法・疾患への適応などによる不測の事故に対して，著者ならびに出版社はその責を負いかねますのでご了承ください．

はじめに

　本書は，雑誌「レジデントノート」の2011年1月号から2012年6月号までの1年半に連載させていただいた「グラム染色で迫る！感染症診断」に加筆修正を行い単行本化したものです．

　Part1基本編で触れたように，感染症診療では患者さんの状態を把握し的確な診断をつけることさえできれば，おのずと選択すべき抗菌薬が決まります．書物を開けば，「○○菌に対する第一選択薬は××」，「腎障害があるときには△△に減量して投与」などの情報はすぐに得ることができます．しかし，具体的な感染症の診断名や起炎菌がわからなければ，どんなに書物をあさっても，適切な治療にたどり着くことはできません．そのため，連載時から「感染症診断」という言葉にこだわり，また的確な診断を得るために必要な「検体の採取」や「グラム染色の手技やコツ」について十分なページを割きました．ぜひ，この点を意識して本書を読み進めていただければ幸いです．

　なお，本書ではさまざまな画像（身体所見，検体，グラム染色など）が掲載されています．そのほとんどは筆者自身が直接撮影したものですが，一部の症例では同じ診療科のスタッフに画像を提供していただいたり，間接的に関わった他科の症例では主治医の協力を得たりして掲載・執筆しています．本書が，決して筆者個人の力で生まれたものではなく，恵まれた環境（指導や協力をいただいたスタッフの存在，綺麗な写真の撮影が可能な顕微鏡の設置など）の賜物であることは強調しておきたいと思います．

　本書の出版に際し，藤田次郎教授をはじめ，琉球大学大学院医学研究科 感染症・呼吸器・消化器内科学（第一内科）の先生方，お世話になった関連病院の先生方，岡慎一先生をはじめとした国立国際医療研究センター病院 エイズ治療・研究開発センターのスタッフの皆様，それぞれの病院でご助言，ご指導をいただいた細菌検査室のスタッフの皆様に感謝申し上げます．また，筆者の執筆活動に理解を示し，いろいろな面で協力してもらった妻と2人の娘にも感謝したいと思います．

　最後に，レジデントノートの連載時からご尽力をいただきました羊土社の皆様，とりわけ編集部の田中桃子様に深く御礼申し上げます．

2013年5月

琉球大学大学院医学研究科　感染症・呼吸器・消化器内科学（第一内科）
田里大輔

執筆によせて

　沖縄県は日本で最もグラム染色が実施されている県であり，また琉球大学医学部附属病院はグラム染色を最も活用している大学病院であると自負している．このたび琉球大学大学院医学研究科　感染症・呼吸器・消化器内科学（第一内科）の田里大輔医師が執筆したグラム染色に関する書籍を出版することができた．この本は雑誌「レジデントノート」に連載された論文をまとめ，さらに加筆したものである．これだけの内容の本を1人でまとめあげた田里大輔先生の努力に敬意を表したい．また写真を提供していただいた多くの先生方にも深く感謝したい．

　さてグラム染色[1]の名称の由来となっているHans Christian Joachim Gram（1853年〜1938年）はデンマーク人医師であるが，もともと細菌学を専攻しようとしたのではなく，内科医としての経験を積むためにベルリンのFriedrichshain病院に研修留学した．その際の上司がFriedländerであった．当時，大葉性肺炎の起炎菌は，肺炎球菌（Fränkelが1884年に発見）であるのか，肺炎桿菌（Friedländerが1882年に発見，Friedländer桿菌とも呼ばれる）であるのか，という論争がなされていた．この論争は，肺炎球菌を主たる病原体としたFränkelの勝利となるものの，Friedländerは「Gramの考案した染色では球菌は染色され，桿菌は漂白されるが，共に莢膜を有していることが重要で，当方が見出した桿菌でも大葉性肺炎は惹起される」という見解を述べている[2]．またGramの論文[1]の最後には，「この染色法を用いるとSchizomycetes（さまざまな病原体）の検査は遥かに容易となるが，不完全な部分があることも承知のうえで公表することとした．他の研究者によって実用性が高められることを願っている」と記載されている[2]．

　実際にグラム染色はその後さまざまな改良が加えられ，世界中で広く活用されている．本書が多くの若き医師の診療の一助になれば幸いである．

2013年5月

　　　　　　　　　　琉球大学大学院医学研究科　感染症・呼吸器・消化器内科学（第一内科）
　　　　　　　　　　　　　　　　　　　　　　　　　　　　　藤田次郎

---

1) Gram, C.: Über die isolirte Färbung der Schizomyceten in Schnitt-und Trockenpraparaten. Fortschr Med, 2：185-189, 1884
2) 紺野昌俊：Paul Ehrlich と Hans Christian Gram（その3）. モダンメディア, 57：319-324, 2011

レジデントノート別冊

できる！見える！活かす！
グラム染色からの感染症診断

検体採取・染色・観察の基本とケースで身につく診断力

- ◆ はじめに .... 田里大輔　3
- ◆ 執筆によせて .... 藤田次郎　5
- ◆ 巻頭アトラス 10

Part 1　基本編

1　グラム染色を行う際に押さえておきたい"5つのポイント"　24
1）「感染症診療におけるグラム染色の位置づけ」を知っておく
2）「適切な検体を採取することの重要性」を知っておく
3）何が見えるかを前もって予想する
4）見えているものを表現する力を身につける
5）「グラム染色の限界」を知っておく

2　検体の採取と取り扱いについて　29
1）喀痰
2）尿
3）便
4）胸水・腹水
5）髄液
6）皮膚・軟部組織（膿汁など）
7）血液

Contents

3 グラム染色の原理と実際の染色，および観察手順　　33

1）グラム染色の原理
2）塗抹標本の作製
①検体のとり方と塗り方／②塗抹標本の乾燥と固定／③染色手技の実際／④塗抹標本作製と染色方法のまとめ
3）塗抹標本の観察
①鏡検の手順と顕微鏡の使い方／②観察する際のポイント／③鏡検所見の表記法／④グラム染色で推定可能な細菌／⑤貪食像と polymicrobial pattern／⑥微生物以外に見えるもの／⑦観察が終わったら／⑧観察のまとめ

4 グラム染色による起炎菌の分類　　48

1）起炎菌を分類する目的とは？
2）グラム染色を活かした臨床的な細菌の分類
3）カテゴリーで理解する起炎菌の特徴

5 グラム染色以外の簡便かつ有用な染色法　　62

1）抗酸菌染色
2）メチレンブルー染色
3）Diff-Quik® 染色
4）好酸球染色（Hansel 染色）
5）墨汁法

Part 2 実践編

1 呼吸器感染症－市中肺炎①　～学ぼう！喀痰を見るための基本的な知識～　　66

1）まずは「適切な検体」を得ることからはじめよう！
2）喀痰を客観的に評価するための分類を知っておこう！
3）主要な起炎菌のグラム染色所見を押さえよう！

2 呼吸器感染症－市中肺炎②　～起炎菌が見えないときに考えることは？～　　72

1）検体を「採りにいく」のは，いつでも基本中の基本！
2）抗菌薬が効かない，起炎菌がわからないときのアプローチは？
3）起炎菌のふりをした常在菌に気をつけろ！
4）グラム染色で染色されない呼吸器感染症の起炎菌を知っておこう！

3 呼吸器感染症－院内肺炎　～患者背景と耐性菌を考慮したアプローチが鍵！～　80

1）院内肺炎でも積極的にグラム染色を行うアプローチは同じ！
2）起炎菌は1種類とは限らない！
3）グラム染色では，患者背景も念頭におきながら観察しよう！
4）院内肺炎診療におけるグラム染色の位置づけを押さえておこう！

4 尿路感染症　～単純？ 複雑？ それとも…？～　88

1）尿路感染症を疑ったら，まず「膿尿」と「細菌尿」を確認しよう！
2）尿路感染症のパターン分類を押さえよう！
3）腎盂腎炎の特徴と治療方針を確認しておこう！
4）カテーテル関連尿路感染症（CAUTI）の特徴と起炎菌
5）性感染症の要素がある尿路感染症のマネージメント

5 腸管感染症　～状況に応じた下痢へのアプローチ～　99

1）グラム染色で診断可能な急性下痢症の起炎菌
2）院内で発症した下痢症へのアプローチ
3）性感染症としての腸管感染症

6 血流感染症　～疑って血培をとること！それがいちばん大事～　107

1）発熱患者に心雑音や末梢の塞栓症状をみたときには…
2）感染性心内膜炎（IE）の診断基準と起炎菌を押さえておこう！
3）発熱の原因で忘れてはならないカテーテル関連血流感染症（CRBSI）
4）カテーテル関連血流感染症（CRBSI）の診断と治療について

7 皮膚・軟部組織感染症①　～皮膚所見に騙されてはいけない感染症～　116

1）下肢の症状と触診所見から疑うべき疾患は？
2）壊死性筋膜炎の診断と治療方針

8 皮膚・軟部組織感染症②　～外来で遭遇する耐性菌感染症～　122

1）膿痂疹から急速に進行した多発皮膚潰瘍の原因は？
2）市中感染型MRSA（CA-MRSA）とは？

9 皮膚・軟部組織感染症③　～注意すべきβ溶血性連鎖球菌感染症～　127

1）血液培養をとる者は，血液培養に救われる！

2）腰痛を伴う発熱…原因は腎盂腎炎？？？
3）連鎖球菌の分類とその特徴
4）G群連鎖球菌による感染症の特徴

10 中枢神経感染症 〜迅速な対応が必要とされる細菌性髄膜炎〜　　135

1）疑うことからすべてが始まる内科エマージェンシー！
2）細菌性髄膜炎の診断プロセス
3）細菌性髄膜炎の治療方針

◆ 微生物索引 ………………………………………………………………… 144
◆ 用語索引 …………………………………………………………………… 147

ミニコラム

① 染色をする前に必要な「目的意識」と「こだわり」……………………… 71
② レジオネラ肺炎を疑うポイントは？ ……………………………………… 77
③ それって本当にただの肺炎ですか？ ……………………………………… 78
④ 院内感染の起炎菌 "SPACE＋α" ………………………………………… 87
⑤ ウロバックが紫色に染まる！"purple urine bag syndrome(PUBS)" ……… 98
⑥ 心に残る症例〜赤痢アメーバ大腸炎と思ったら…？〜 ………………… 106
⑦ １つの診断だけで安心してはいけない！HIV感染症 …………………… 121
⑧ 抗酸菌以外に抗酸性をもつ細菌 …………………………………………… 126

巻頭アトラス

グラム染色の原理と染色法

グラム染色の原理（Bartholomew & Mittwer法）

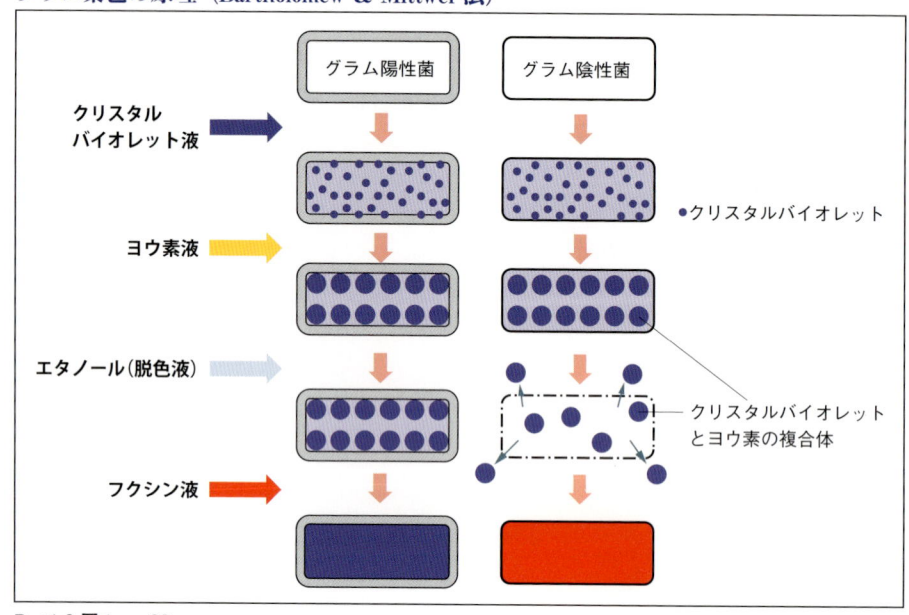

Part1-3 図1　p.33

グラム染色法（西岡変法とBartholomew & Mittwer法）

西岡変法（フェイバー法）

- 染色液A
  - STEP 1
    ① ビクトリアブルー溶液を滴下し満載する
    60秒
- 水洗
- 脱色液
  - STEP 2
    ② ピクリン酸エタノール液を滴下し満載する
    10～30秒
    A液が溶けださなくなるまで
- 水洗
- 染色液B
  - STEP 3
    ③ フクシン（またはサフラニン）溶液を滴下し満載する
    60秒
- 水洗・乾燥・鏡検

Bartholomew & Mittwer法（バーミー法）

- M1液
  - STEP 1
    ① クリスタルバイオレット溶液を滴下し満載する
    30秒
- 水洗
- M2液
  - STEP 2
    ② ヨウ素溶液を滴下し満載する
    30秒
- 水洗
- M3液
  - STEP 3
    ③ 脱色液（アセトン・エタノール）を滴下し満載する
    5秒
- 水洗
- M4液
  - STEP 4
    ④ パイフェル液を滴下し満載する
    30秒
- 水洗・乾燥・鏡検

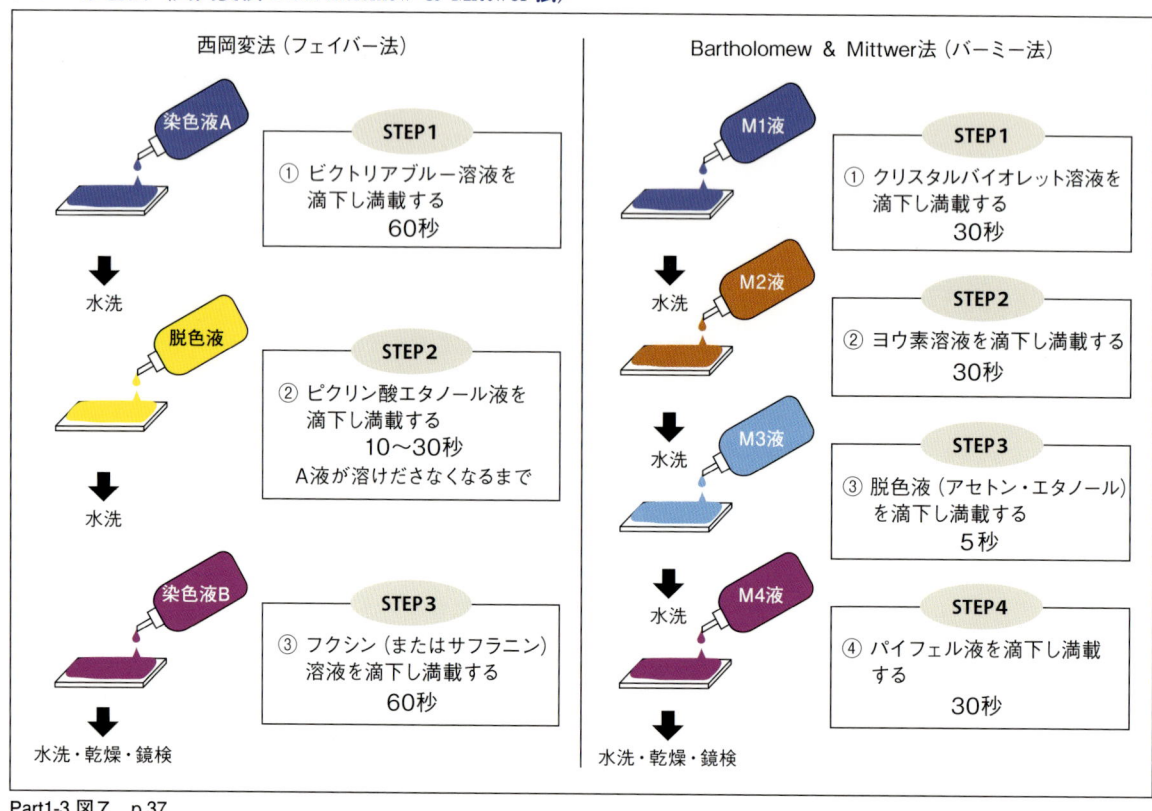

Part1-3 図7　p.37

巻頭アトラス

グラム染色による細菌の分類

グラム染色による形態的な細菌の分類

	グラム陽性 Gram positive		グラム陰性 Gram negative	
球菌 cocci	GPC	diplococcus 肺炎球菌 chain 連鎖球菌 腸球菌 cluster ブドウ球菌	GNC	モラキセラ 髄膜炎菌 淋菌 （アシネトバクター）
			GNR	coccobacillus インフルエンザ桿菌 アシネトバクター 百日咳菌 small size 緑膿菌 middle size 大腸菌 サルモネラ large size クレブシエラ gull wing キャンピロバクター ヘリコバクター filament フソバクテリウム カプノサイトファーガ
桿菌 rods (bacilli)	GPR	クロストリジウム コリネバクテリウム リステリア バチルス filament ノカルジア アクチノマイセス giant/budding カンジダ（真菌）		

Part1-3 図10　p.42

グラム染色を中心とした臨床的な細菌の分類

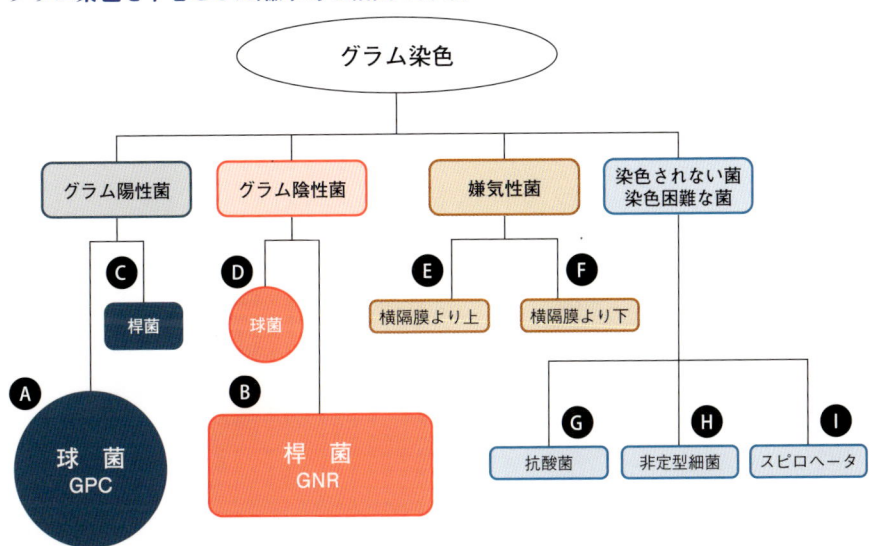

グラム染色
├ グラム陽性菌
│　├ C 桿菌
│　└ A 球菌 GPC
├ グラム陰性菌
│　├ D 球菌
│　└ B 桿菌 GNR
├ 嫌気性菌
│　├ E 横隔膜より上
│　└ F 横隔膜より下
└ 染色されない菌・染色困難な菌
　　├ G 抗酸菌
　　├ H 非定型細菌
　　└ I スピロヘータ

Part1-4 図1　p.49

観察で注目した所見と微生物以外に見えるもの

混合感染の例（グラム陽性桿菌とグラム陰性桿菌）

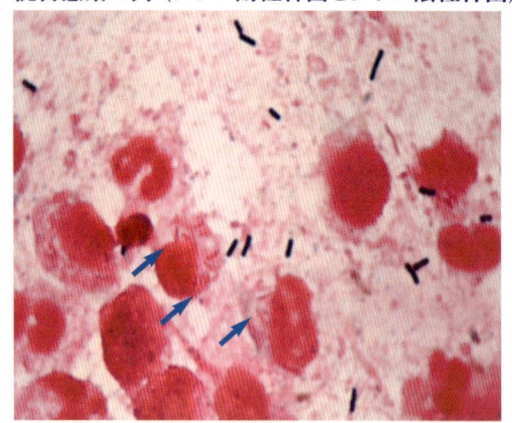

Part1-3 図11　p.43

抗菌薬投与で球形になったグラム陰性桿菌

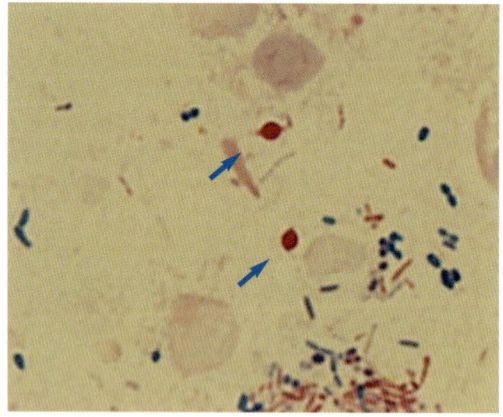

Part1-3 図12　p.43

polymicrobial pattern（多種多様な菌の存在）

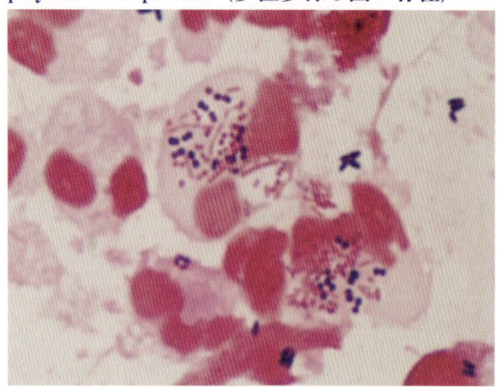

Part1-3 図14　p.44

扁平上皮細胞（GPCが付着）

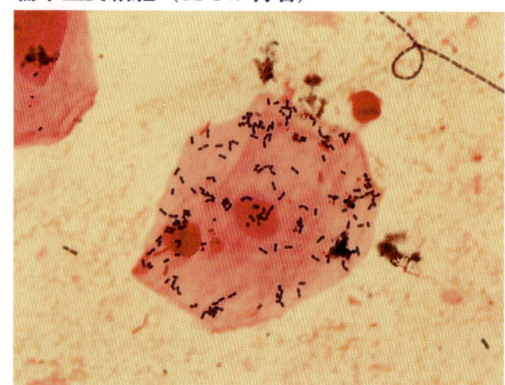

Part1-3 図15　p.45

線毛上皮細胞

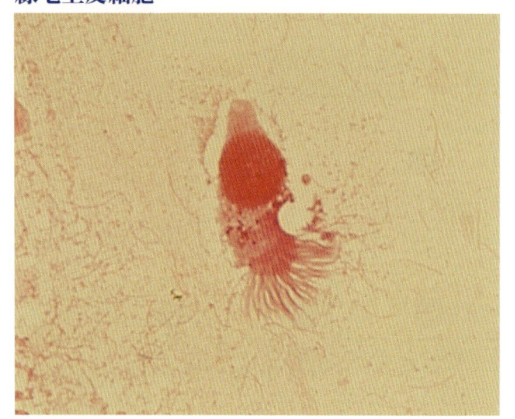

Part1-3 図16　p.45

クルシュマン螺旋体

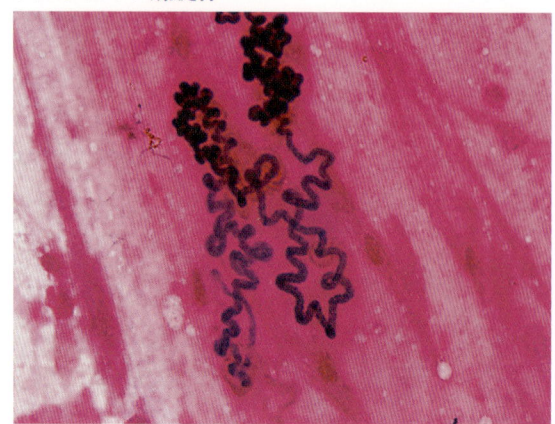

Part1-3 図17　p.45

巻頭アトラス

貪食像

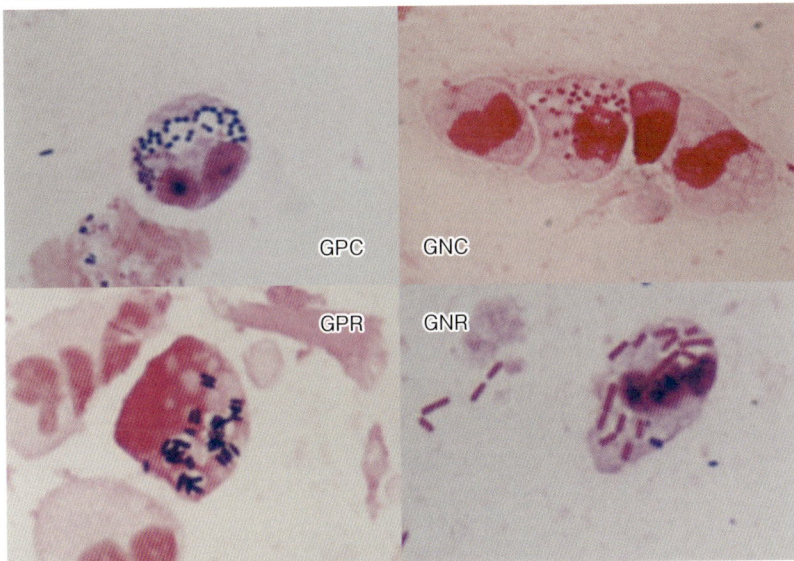

GPC GNC
GPR GNR

Part1-3 図13　p.44

アーチファクト

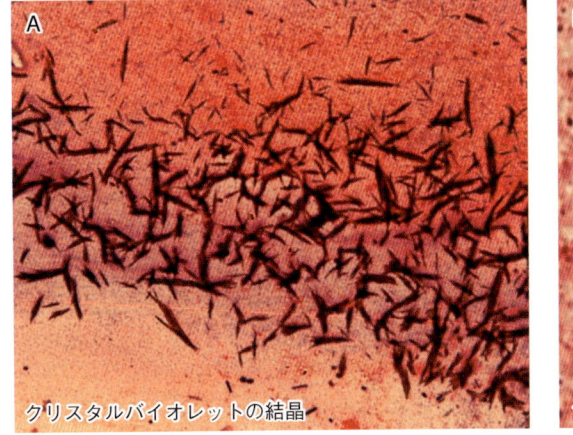

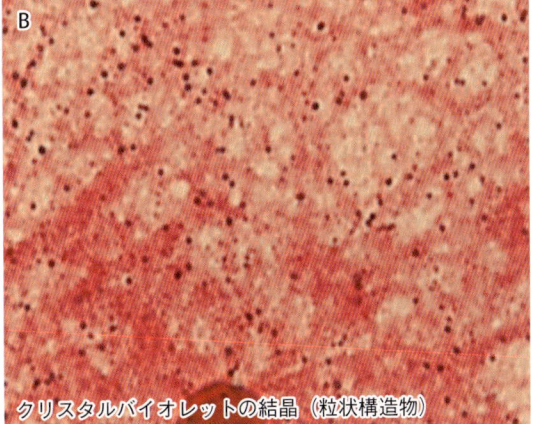

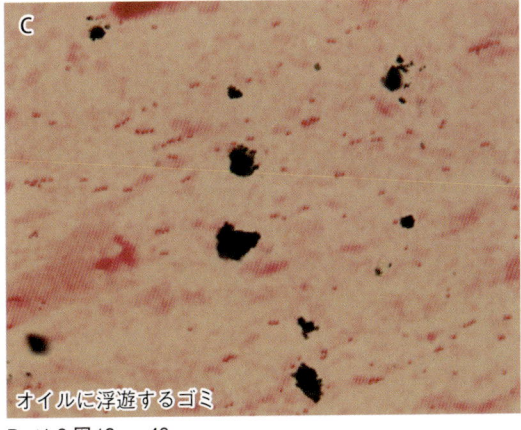

A　クリスタルバイオレットの結晶

B　クリスタルバイオレットの結晶（粒状構造物）

C　オイルに浮遊するゴミ

Part1-3 図18　p.46

巻頭アトラス　*13*

グラム染色以外の簡便かつ有用な染色法

メチレンブルー染色

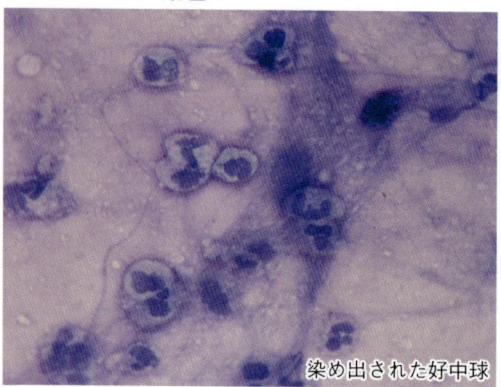

染め出された好中球

Part1-5 図2　p.63

Diff-Quik® 染色

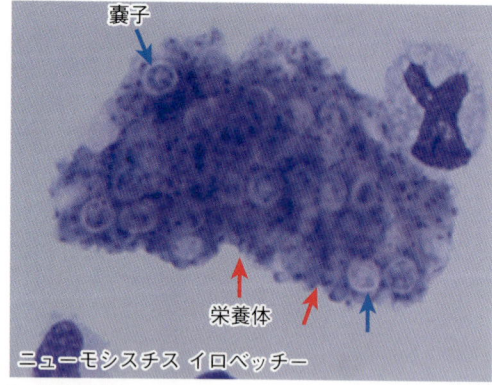

嚢子

栄養体

ニューモシスチス イロベッチー

Part1-5 図3 C　p.63

好酸球染色（Hansel染色）

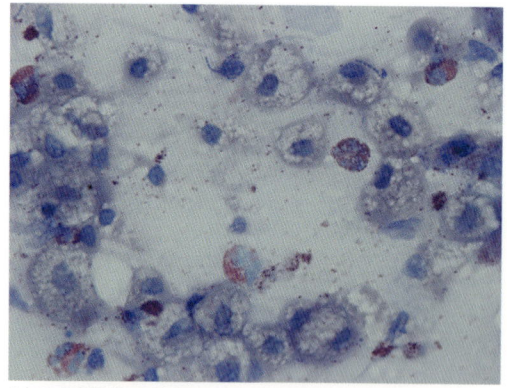

Part1-3 図4 B　p.64

墨汁法

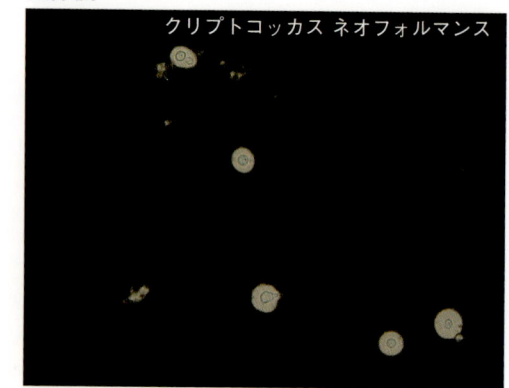

クリプトコッカス ネオフォルマンス

Part1-5 図5　p.64

巻頭アトラス

呼吸器感染症 — 市中肺炎

肺炎球菌（喀痰　グラム染色）

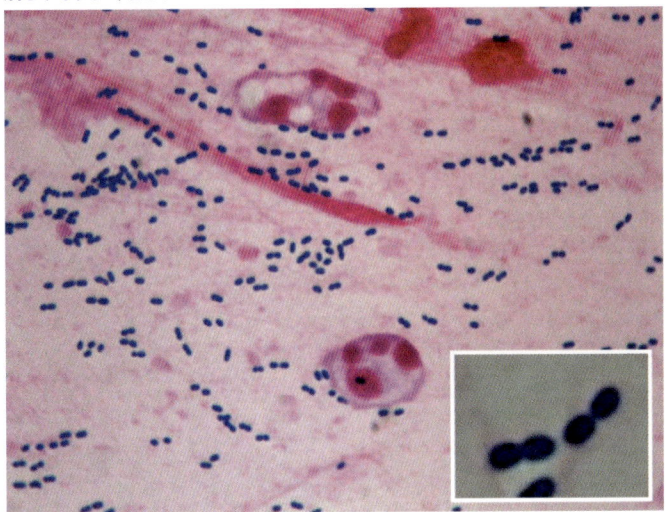

Part2-1 図1　p.67

市中肺炎の主な起炎菌のグラム染色所見

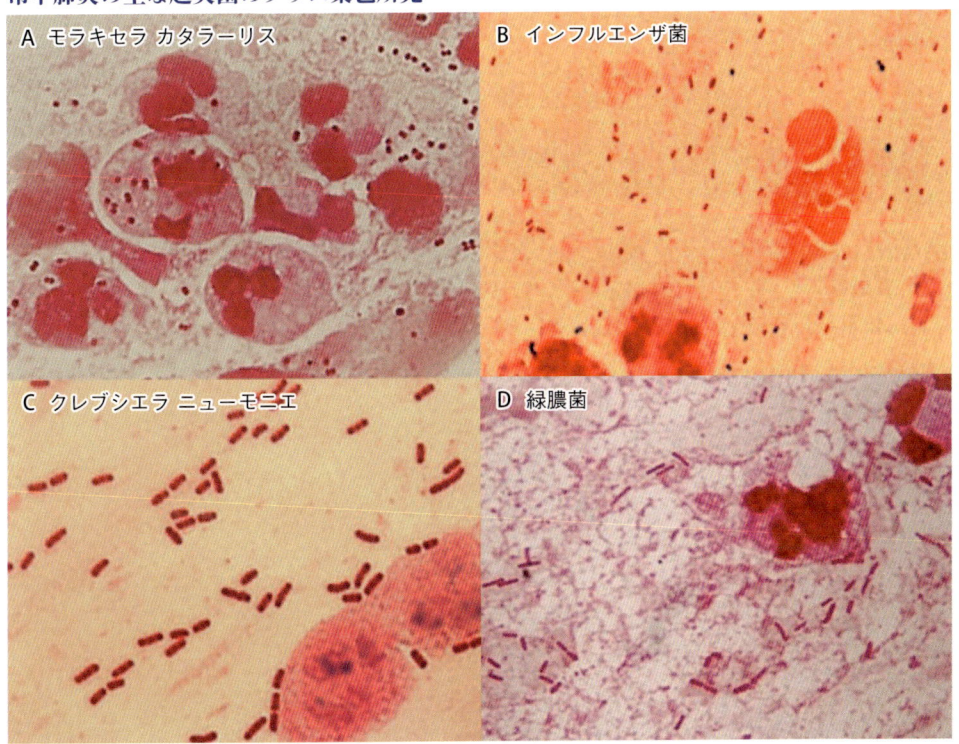

A　モラキセラ カタラーリス

B　インフルエンザ菌

C　クレブシエラ ニューモニエ

D　緑膿菌

Part2-1 図3　p.69　　※緑膿菌は慢性の呼吸器疾患や免疫不全者などで起炎菌になることがある．

巻頭アトラス　15

レジオネラ ニューモフィラ（喀痰 ヒメネス染色）

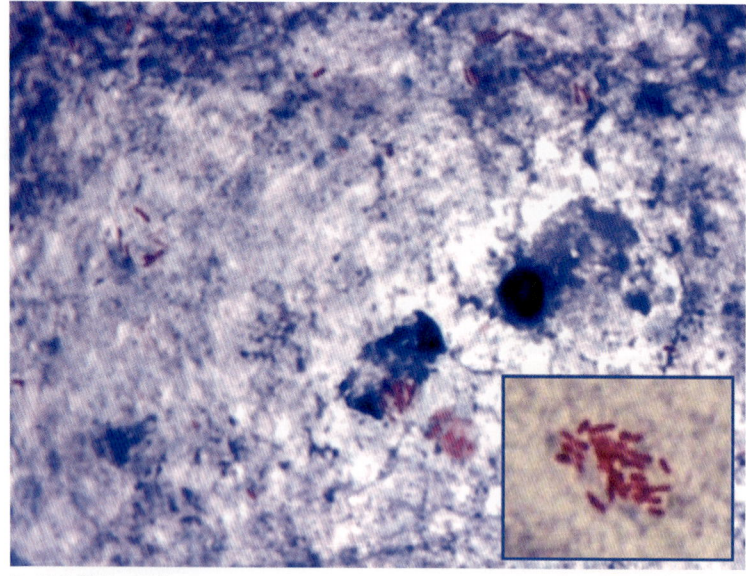

Part2-2 図3　p.75

結核菌（喀痰 チール・ネルゼン染色とグラム染色）

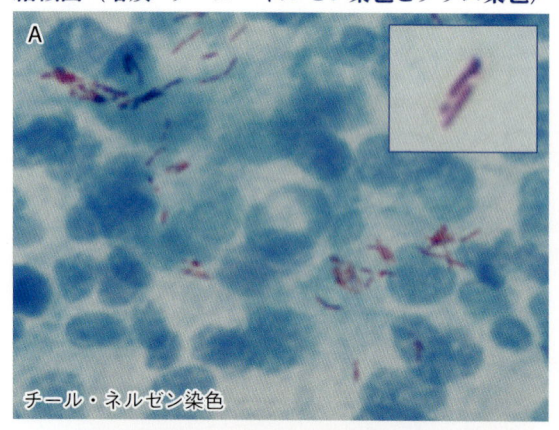

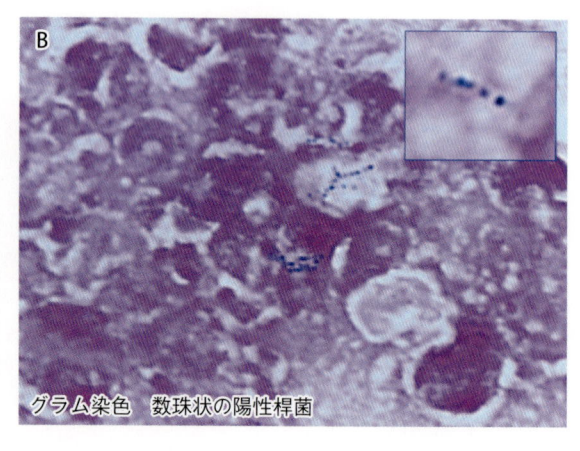

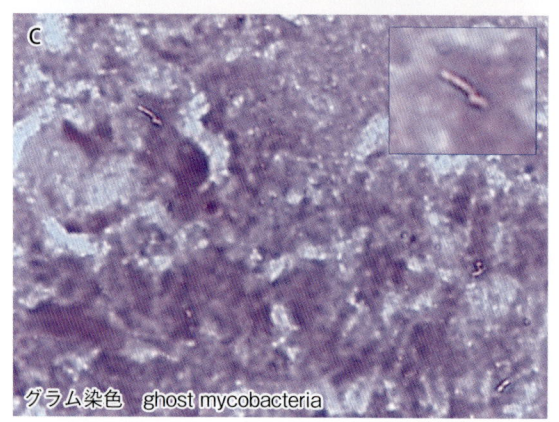

A　チール・ネルゼン染色

B　グラム染色　数珠状の陽性桿菌

C　グラム染色　ghost mycobacteria

Part2-2 図5　p.77

16　できる！見える！活かす！グラム染色からの感染症診断

巻頭アトラス

呼吸器感染症－院内肺炎

黄色ブドウ球菌とアシネトバクター バウマニ
（喀痰　グラム染色）

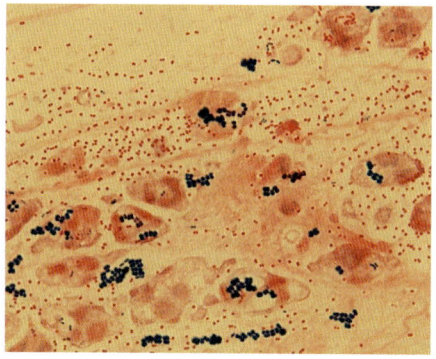

Part2-3 図2　p.82

院内肺炎の起炎菌となりうる細菌のグラム染色所見

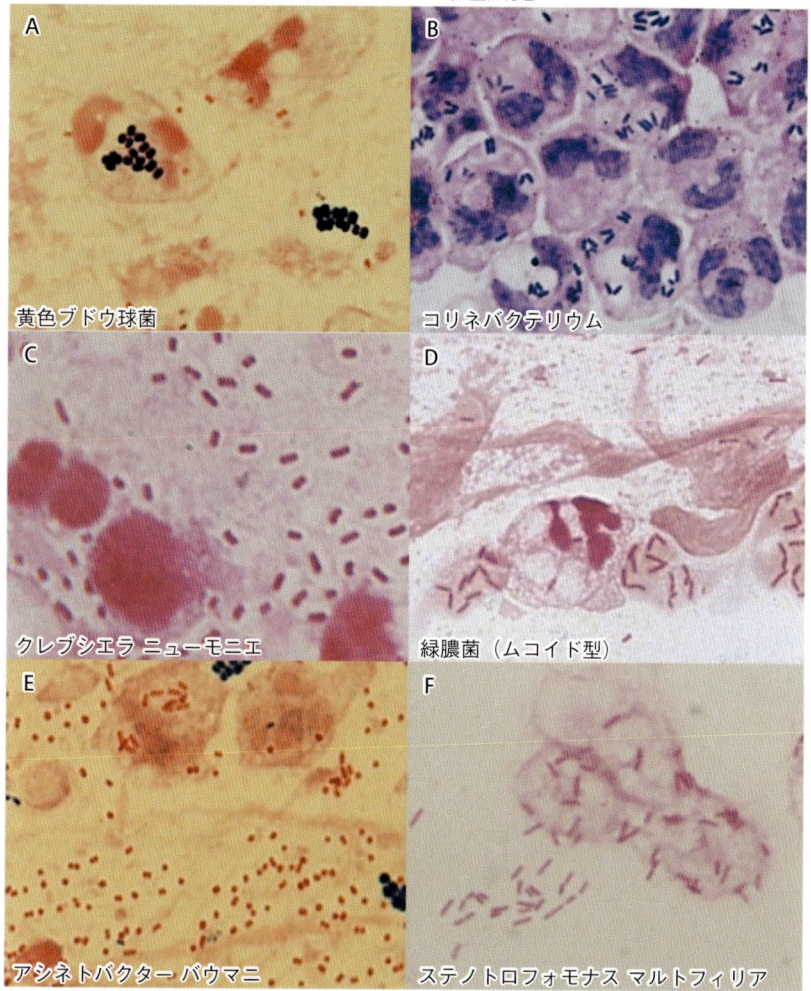

A 黄色ブドウ球菌
B コリネバクテリウム
C クレブシエラ ニューモニエ
D 緑膿菌（ムコイド型）
E アシネトバクター バウマニ
F ステノトロフォモナス マルトフィリア

Part2-3 図5　p.86

巻頭アトラス　17

尿路感染症

大腸菌（尿 グラム染色）

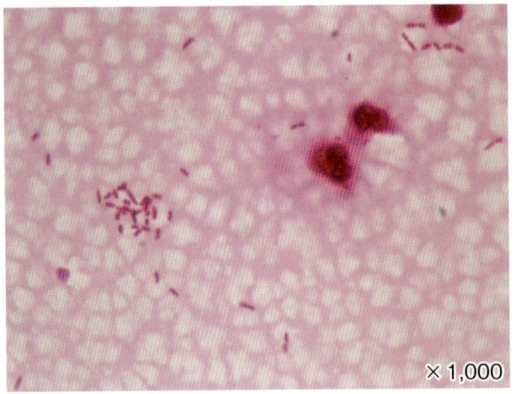

Part2-4 図1　p.88

B群連鎖球菌（尿 グラム染色）

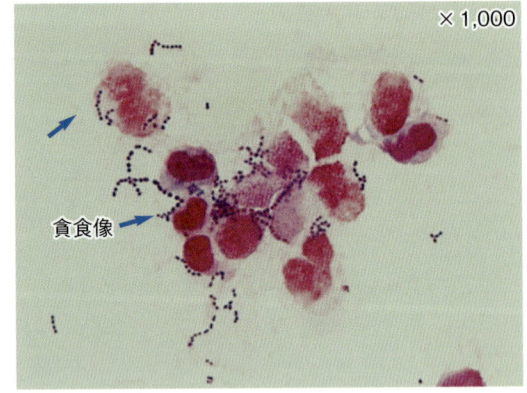

×1,000

貪食像

Part2-4 図2　p.90

クレブシエラ ニューモニエ（尿 グラム染色）

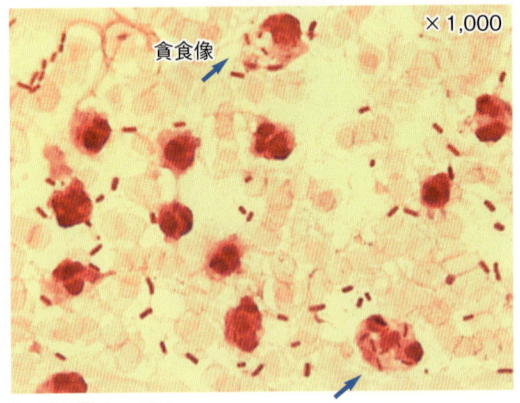

×1,000

貪食像

Part2-4 図4　p.93

腸球菌（尿 グラム染色）

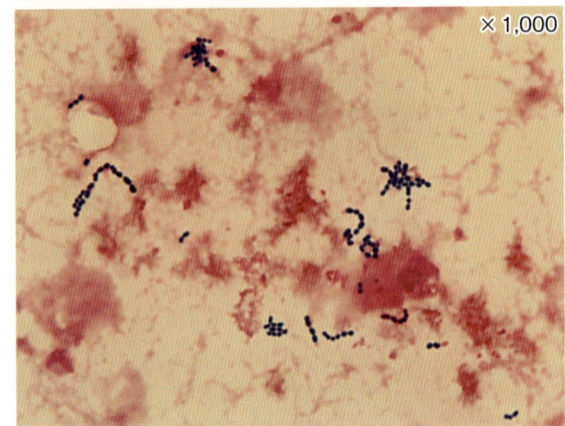

×1,000

Part2-4 図5　p.94

淋菌（尿道分泌物 グラム染色）

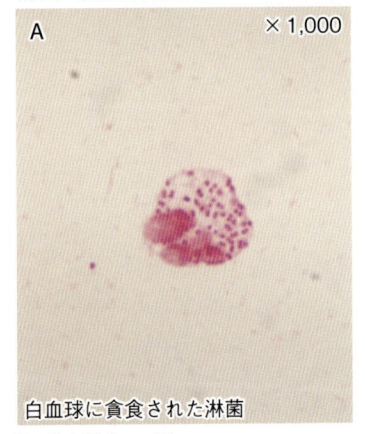

A ×1,000

B ×1,000

白血球に貪食された淋菌

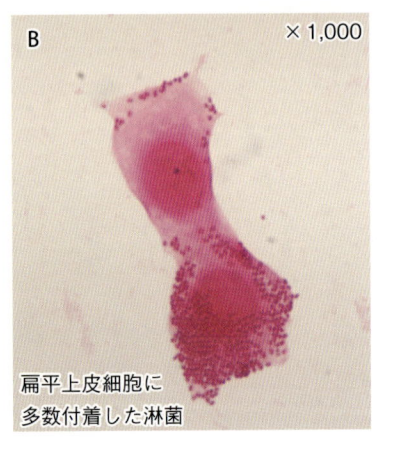

扁平上皮細胞に多数付着した淋菌

Part2-4 図6　p.96

巻頭アトラス

腸管感染症

キャンピロバクター（便 グラム染色）

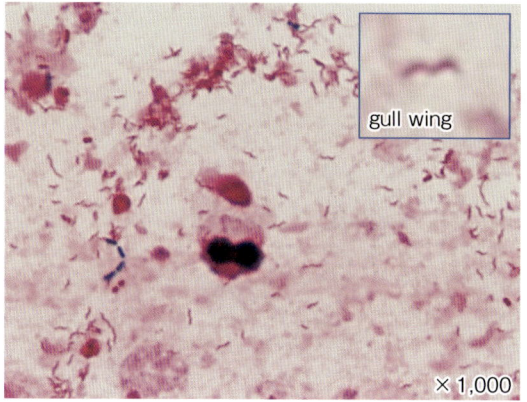

Part2-5 図1　p.99

クロストリジウム ディフィシレ
（便 グラム染色　→ は芽胞）

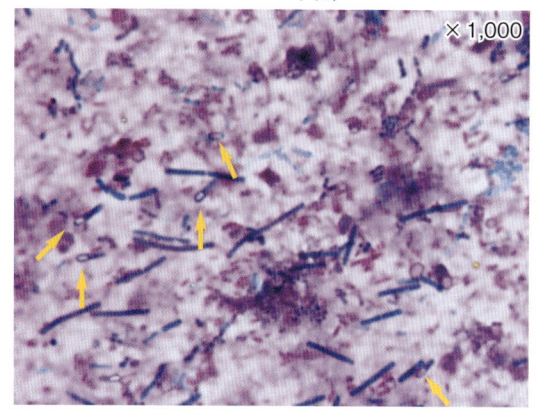

Part2-5 図2　p.102

赤痢アメーバの栄養体（→ 便生標本）

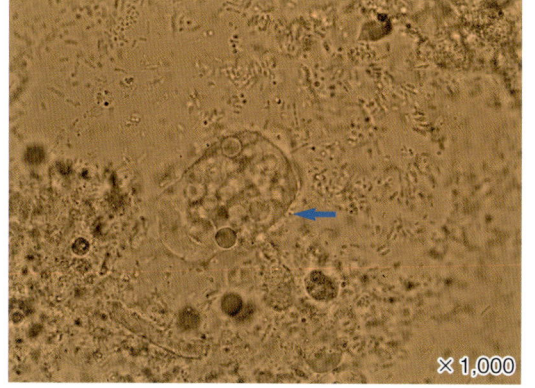

Part2-5 図3　p.104

細菌性腸炎で確認された便中白血球
（→ メチレンブルー染色）

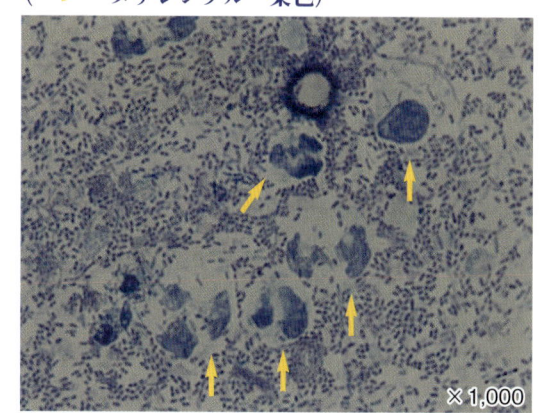

Part2-5 図6　p.105

ジアルジア症患者の便中に確認されたランブル鞭毛虫

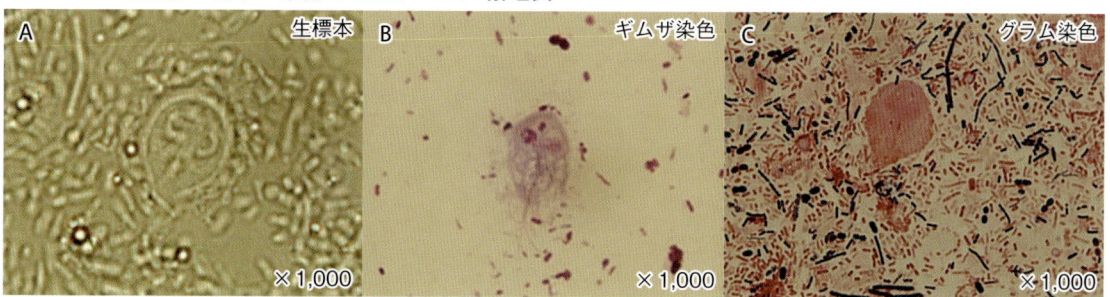

A　生標本　　B　ギムザ染色　　C　グラム染色

Part2-5 図5　p.105

血流感染症

肺炎球菌（末梢血の塗抹標本　ギムザ染色）

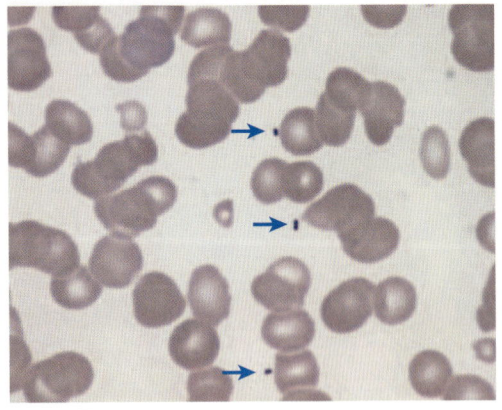

Part1-2 図5　p.32

緑色連鎖球菌（血液培養　グラム染色：中央の菌塊と離れたところ➡）

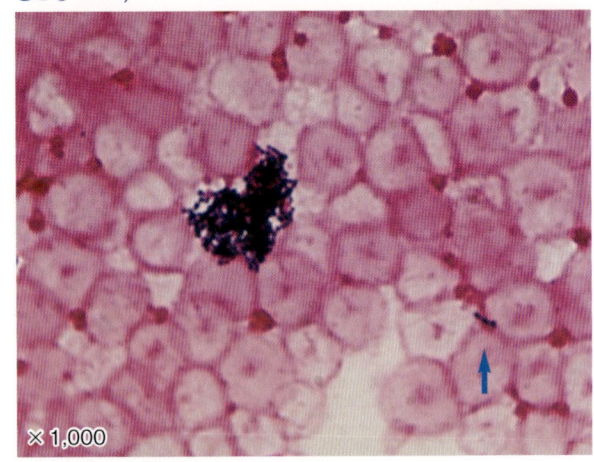

Part2-6 図5　p.110

セレウス菌（カテーテルの先端の血液　グラム染色）

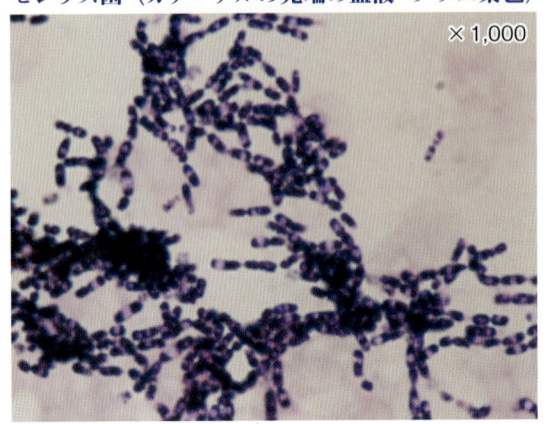

Part2-6 図6　p.113

セレウス菌（カテーテル先端の培養　グラム染色　➡芽胞形成）

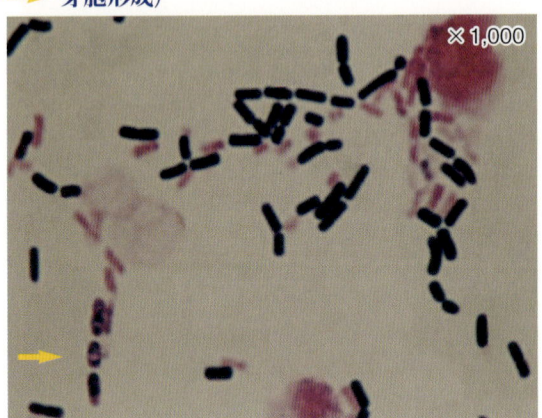

Part2-6 図7　p.113

巻頭アトラス

皮膚・軟部組織感染症

手術で得られた膿（A）とそのグラム染色所見（B）

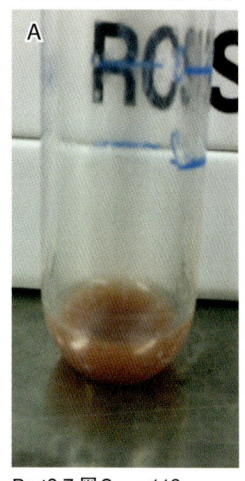

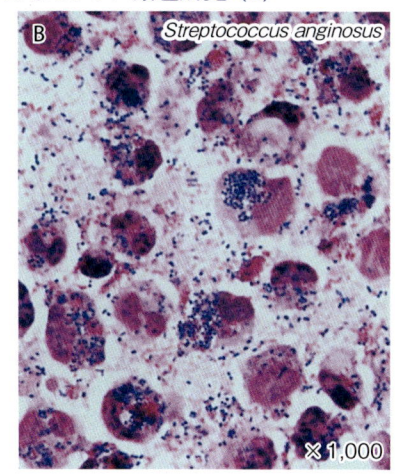

A

B *Streptococcus anginosus* ×1,000

Part2-7 図3　p.118

市中感染型MRSA（皮膚膿 グラム染色 →）

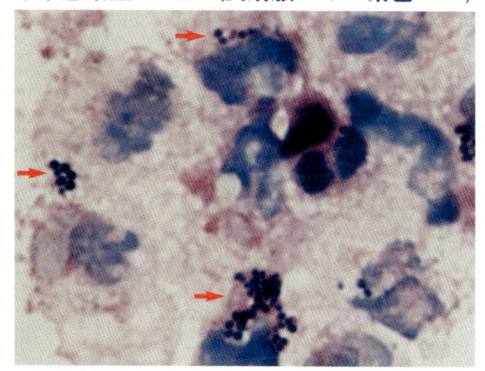

Part2-8 図2　p.123

G群連鎖球菌（血液培養　グラム染色）

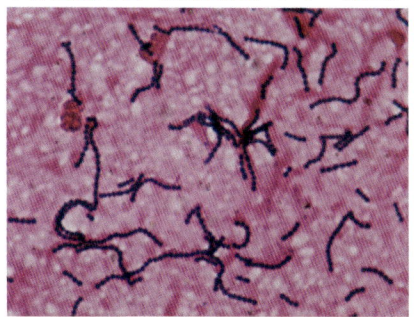

Part2-9 図2　p.129

G群連鎖球菌（血液培養　グラム染色）

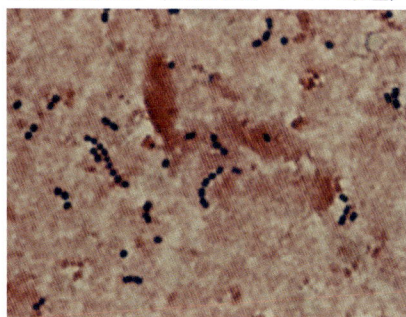

Part2-9 図4　p.131

中枢神経感染症

00

肺炎球菌（髄液　グラム染色）

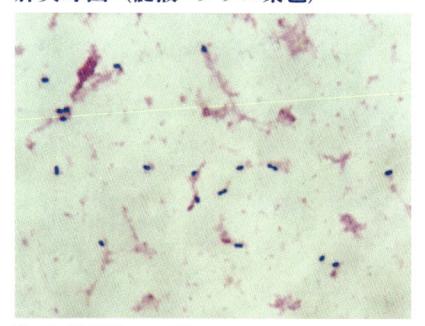

Part2-10 図2　p.138

巻頭アトラス　21

細菌性髄膜炎の主な起炎菌

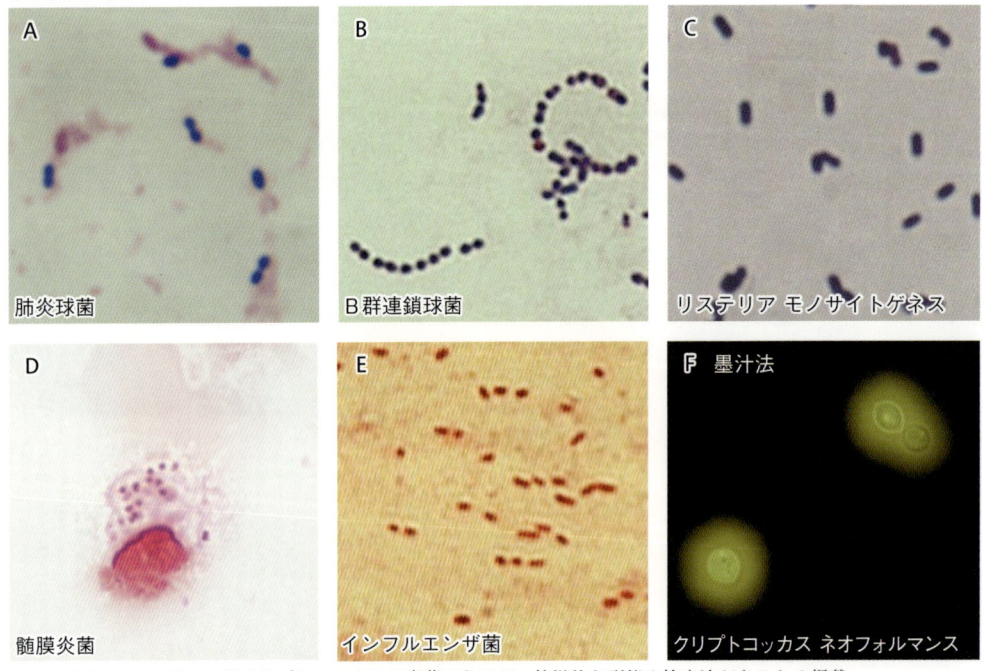

A 肺炎球菌
B B群連鎖球菌
C リステリア モノサイトゲネス
D 髄膜炎菌
E インフルエンザ菌
F 墨汁法　クリプトコッカス ネオフォルマンス

Part2-10 図4　p.140　※クリプトコッカスは真菌であるが，特徴的な形態や検出法があるため掲載.

コラム

複数の染色法で確認されたクリプトコッカス ネオフォルマンス（喀痰）

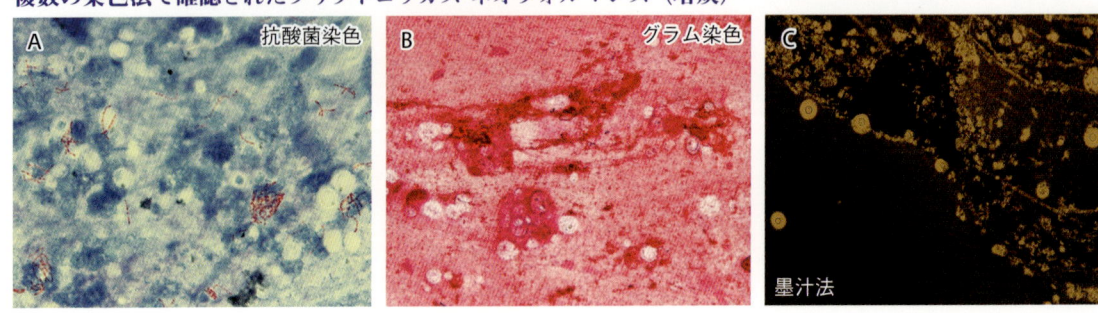

A 抗酸菌染色
B グラム染色
C 墨汁法

Part2-7 図4　p.121

ノカルジア（喀痰　グラム染色とキニヨン染色）

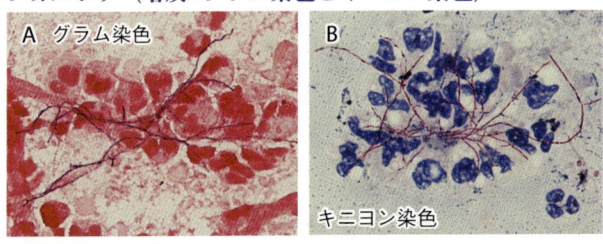

A グラム染色
B キニヨン染色

Part2-8 図4　p.126

基本編 *Part 1*

1 グラム染色を行う際に
　押さえておきたい"5つのポイント" …… *24*

2 検体の採取と取り扱いについて ……………… *29*

3 グラム染色の原理と
　実際の染色，および観察手順 ………………… *33*

4 グラム染色による起炎菌の分類 ……………… *48*

5 グラム染色以外の簡便かつ
　有用な染色法 …………………………………… *62*

Part 1 基本編

1 グラム染色を行う際に押さえておきたい"5つのポイント"

● はじめに

　本書を手にしている人の多くは，グラム染色の経験が少ない研修医の先生や若手の先生だと思います．さて，その皆さんがある日上級医の先生から「○○さんの痰が採れたからグラム染色をしてみよう」と声をかけられました．そこで皆さんが頭の中に思い浮かべるのはどんなことでしょうか．研修医になったばかりの筆者がそうだったように，「スメア（塗抹標本）ってどうやってつくるの？」，「染色液をかける順番はどっちが先だっけ？」，「紫色に染まるのがグラム陽性菌で…」，「確か肺炎球菌の形は…」といったこと考えたのではないでしょうか．グラム染色をするのは細菌学の実習以来という方も多いと思いますので，染色の手順や顕微鏡所見がうろ覚えであるのは無理もありませんが，これらのスキルは少しトレーニングすればすぐに習得できます．しかし技術の習得以上に大切なことは，「**なぜグラム染色をするのか**」，「**どのようにしたらグラム染色を診療に活かせるのか**」といった目的意識をしっかりもっておくことです．それがなければ，グラム染色はそれこそ単なる手技にとどまってしまいます．そこで技術的な解説を行う前に，まずはグラム染色を行う際に押さえておきたい5つのポイントをあげてみました．それぞれの項目ついて少し解説したいと思います．

《グラム染色の"5つのポイント"》
1）「感染症診療におけるグラム染色の位置づけ」を知っておく
2）「適切な検体を採取することの重要性」を知っておく
3）何が見えるかを前もって予想する
4）見えているものを表現する力を身につける
5）「グラム染色の限界」を知っておく

❶「感染症診療におけるグラム染色の位置づけ」を知っておく

　グラム染色は，臨床検体中に存在する細菌を「**紫色（グラム陽性）**」と「**赤色（グラム陰性）**」に染め分ける染色法です．そして，この染色性や形態から**感染症の起炎菌を推定**することができます．感染症診療においてこの「**起炎菌の推定**」は非常に重要な意味をもちます．そのこと

Part **1** 基本編

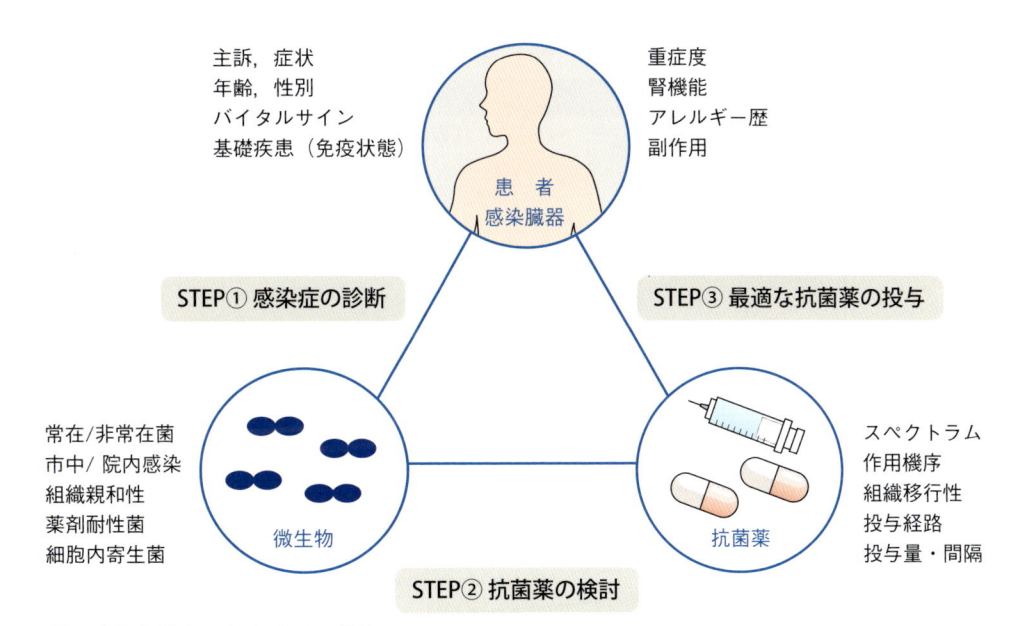

図　感染症診療のトライアングル

患者・感染臓器
- 主訴，症状
- 年齢，性別
- バイタルサイン
- 基礎疾患（免疫状態）
- 重症度
- 腎機能
- アレルギー歴
- 副作用

微生物
- 常在/非常在菌
- 市中/院内感染
- 組織親和性
- 薬剤耐性菌
- 細胞内寄生菌

抗菌薬
- スペクトラム
- 作用機序
- 組織移行性
- 投与経路
- 投与量・間隔

STEP① 感染症の診断
STEP② 抗菌薬の検討
STEP③ 最適な抗菌薬の投与

を理解するために，感染症診療の基本となるトライアングル（図）を見てみましょう．

　感染症診療は「患者」，「微生物」，「抗菌薬」の3つの要素（三角形の角）から成り立っています．患者さんの主訴や症状から特定の臓器の感染症を疑って治療を行うためには，①感染症と診断し，②効果が期待される抗菌薬を検討し，③最適な抗菌薬を患者さんに投与する，という**3つのステップ（三角形の辺）**を踏む必要があり，適切な感染症診療を行うためにはいずれの要素・ステップも欠かすことはできません．抗菌薬は，起炎菌名のついた感染症診断（例えば，単なる「肺炎」ではなく「肺炎球菌性肺炎」のような診断名）に基づいて最適なものが決定されるため，治療を開始する時点でターゲットとなる起炎菌がどの程度推定できているかで，感染症診療の質は大きく変わってきます．したがって，臨床の現場で行うグラム染色は，**「感染症を発症している患者さんに最適な抗菌薬を選択・投与するために，起炎菌を迅速に推定する検査」**といえるでしょう．

　なお，感染症の診断に用いることが多いグラム染色ですが，抗菌薬の効果判定にも用いることができます．例えば肺炎に対して有効な抗菌薬が投与された場合，早ければ2回目の投与前（初回の投与から数時間後）には起炎菌が目に見えて減っていることを確認できます．喀痰や尿などの検体は侵襲なく得られる検体なので，抗菌薬の投与前後でグラム染色を行い，治療効果を積極的に確認してみましょう（きっと「治療した！」という実感が湧くこと間違いなしです）．

❷ 「適切な検体を採取することの重要性」を知っておく

　前述した通り，起炎菌を推定することは感染症診療において重要なプロセスです．しかし裏を返せば，起炎菌が推定できない場合には不十分な抗菌薬を投与したり，あるいは不必要に広域なスペクトラムの抗菌薬を投与したりする可能性があることを意味します．また，本来起炎菌ではない菌を誤って起炎菌として判断してしまった場合には，最悪の場合，全く効果のない

表1　検体採取の際に注意すべきこと

検体	注意すべきこと
常在菌の混入がある程度避けられない検体 （喀痰，尿など）	・喀痰は，採取前に可能な限りうがいや歯磨きをしてもらう 　→必要に応じて喀痰吸引キットを利用する ・尿の場合，採取前に尿道口を消毒し，中間尿を採取する 　→必要に応じて導尿を行う
本来無菌的な検体 （血液，胸水，腹水，髄液など）	・採取の手順を確認し，必要な物品を適切な場所に準備しておく ・コンタミネーションを起こさないように，穿刺部位を念入りに消毒する ・介助者も含め，必ず手袋，マスクを着用する ・患者さんの協力を仰ぐ（検体採取中には動かない，喋らないなど）

表2　常在菌が起炎菌となる感染症の例

感染症の例	起炎菌になりうる常在菌
肺炎，中耳炎，副鼻腔炎など	咽喉頭の常在菌 (*Streptococcus pneumoniae*, *Haemophilus influenzae*, 　*Moraxella catarrhalis*, *Staphylococcus aureus* など)
感染性心内膜炎	口腔内の常在菌 (viridans Streptococci, HACEK など)
胆嚢炎，胆管炎，虫垂炎，腹膜炎，肝膿瘍など	腸管内の常在菌 (*E. coli*, *Klebsiella* spp., *Enterococcus* spp., *Bacteroides* spp. など)
尿路感染症	腸管内・外陰部の常在菌 (*E. coli*, *Klebsiella* spp., *Proteus* spp., *Staphylococcus saprophyticus* など)
皮膚・軟部組織感染症	皮膚の常在菌 (CNS, *S. aureus*, *Streptococcus* spp. など)
カテーテル関連血流感染症	皮膚の常在菌 (CNS, *S. aureus*, *Candida* spp., *Bacillus* spp., *Corynebacterium* spp. など)

HACEK：*Haemophilus parainfluenzae*, *Actinobacillus actinomycetemcomitans*, *Cardiobacterium hominis*, *Eikenella corrodens*, *Kingella kingae* の頭文字をとったもの．
CNS：coagulase-negative Staphylococci．

抗菌薬を選択してしまうことにもなりかねません．したがって，**起炎菌が含まれる適切な検体を採取することは，感染症診療において最も重要なポイントである**と言っても過言ではありません．

喀痰や尿のように，ある程度常在菌の混入が避けられない検体であれば，「**できるだけ常在菌の混入を少なくする**」ことが必要ですし，血液や胸水，腹水，髄液など本来無菌的な検体であれば，「**採取時のコンタミネーション（汚染）を起こさないように細心の注意を払う**」必要があります（表1）．

日常診療で遭遇する感染症は，表2に示すように「**ある部位・臓器の常在菌が，生体がもつバリアを超えて他の部位・臓器に移動して発症**」ということが少なくありません．そのため，採取した検体に近接臓器の常在菌が混入してしまうと，真の起炎菌かどうかを見分けることが難しくなります．例えばカテーテル関連血流感染症の場合，皮膚の常在菌が起炎菌になることが多いため，血液培養で生えてきた菌が真の起炎菌か採取時のコンタミネーションかで頭を悩ますことがあります．これらのことを意識し，検体を採取するときには看護師さんや患者さんにもその重要性を十分に説明し協力を仰ぐことが必要です．

❸ 何が見えるかを前もって予想する

　　ある特定の臓器に起こる感染症の起炎菌に関しては，おおむねその頻度がわかっています．市中肺炎を例に上げると，肺炎球菌（*Streptococcus pneumoniae*）の頻度が圧倒的に高く，これにインフルエンザ菌（*Haemophilus influenzae*）やマイコプラズマ ニューモニエ（*Mycoplasma pneumoniae*），モラキセラ カタラーリス（*Moraxella catarrhalis*），肺炎桿菌（クレブシエラ ニューモニエ *Klebsiella pneumoniae*），クラミドフィラ ニューモニエ（*Chlamydophila pneumoniae*），レジオネラ（*Legionella pneumophila*），黄色ブドウ球菌（*Staphylococcus aureus*）などが続きます．したがって，市中肺炎の患者さんの喀痰を見たらまず肺炎球菌がいないかどうかを考えるべきですし，白血球はいるのに菌が見えなければマイコプラズマやクラミドフィラ，レジオネラといった非定型菌（状況によっては肺結核）の可能性を考えます．もちろん，患者背景（年齢や慢性呼吸器疾患の有無，有症状者との接触，動物との接触，温泉旅行，過去の検出菌，抗菌薬の投与など）や経過，症状，画像所見などを加味すれば，さらに予想の精度を高めることができるでしょう．単に顕微鏡の所見だけを確認していると，実際には見えているものを認識できなかったり，通常なら見えないものが見えたときにそれを「おかしい」と気づくことができなかったりします．グラム染色を活かすためにも，**あらゆる情報から何が見えるか予想する**習慣を身につけましょう．

❹ 見えているものを表現する力を身につける

　　筆者が学生さんや研修医の先生にいつも話していることは，「**その場にいない人に，目の前にある所見を伝えられるようにしよう**」ということです．これは，胸部Ｘ線写真やＣＴなどの所見を伝えるときにも同じことが言えますが，「**一定のルールに則って客観的に表現すること**」が大切です．そのためには，一定の共通言語（専門用語）を知っておくことが必要です．画像であれば，浸潤影やすりガラス影といった陰影の性状を表す用語に，上肺野，肺門優位，びまん性など部位や分布を表す用語を用いることで，聞き手は画像所見や特定の疾患を想起することができます．グラム染色においてはどうでしょうか．喀痰を例にあげると，肉眼的な性状をあらわすには Miller & Jones 分類があり，顕微鏡所見を表すのに Geckler 分類があります（Part 2 実践編「1．呼吸器感染症－市中肺炎①」p.66を参照）．これらの分類を用いることで，採取された痰が適切で評価に値するものかどうかがわかります．また喀痰中に起炎菌と思われる微生物がいた場合は，その色や形，集簇するパターンなどを表現することで，特定の微生物を想起することができます．表現力を身につけるためには，**常に鏡検で観察された所見を一定の言葉で表現するように意識**し，上級医にフィードバックを受けるとよいでしょう．

❺ 「グラム染色の限界」を知っておく

　　これは前述の「適切な検体を採取することの重要性」にも関連しますが，どんなに染色の技術をもっていても，検査に用いる検体が感染症の病態を反映しない不適切なものであれば意味がありません．不適切な検体を無理に深読みしすぎると，常在菌を起炎菌として誤って判断することになりかねません．また検体を採取する前に抗菌薬が投与されているような状況（例えばすでに抗菌薬が投与された後に紹介やコンサルトを受けた症例）では，検体中には起炎菌が見えなくなっているかもしれません．また，グラム染色でウイルスが見えないことはもちろん

ですが，細菌であってもマイコプラズマやクラミドフィラといった非定型菌はグラム染色では見えませんし，レジオネラやバルトネラ（猫ひっかき病の起炎菌）などはグラム陰性菌でありながら，グラム染色でなかなか確認できません．結核などの抗酸菌もグラム染色で検出するのは困難です．したがって，グラム染色では「**何が見えて何が見えないのか**」，「**見えない場合には何が考えられるのか**」も知っておく必要があります．（Part 2 実践編「2. 呼吸器感染症－市中肺炎②」p.72 を参照）

　グラム染色は迅速かつ簡便に行える検査ですが，あくまでも形態学的に起炎菌を推定することしかできません．そのため，検体を培養検査へ提出し，「推定した菌が同定されているか」，また同定されたら「薬剤感受性はどうか」ということを確認する作業（答え合わせ）を怠ってはいけないことも強調しておきたいと思います．

Part 1 基本編

2 検体の採取と取り扱いについて

● はじめに

　評価に値する標本をつくるためには**良質な検体を採取することが重要**です．ここでは各検体別の採取方法をまとめていますが，共通する条件は「**できるだけ常在菌を混入させない**」ことです．「**抗菌薬投与前に採取する**」ことも大切ですが，例外として治療効果を判定する目的で採取する場合や，迅速な抗菌薬投与が必要な細菌性髄膜炎を疑った場合などがあります．なお検体を採取する場合は，必ずその肉眼的所見（色や性状）を確認しておきましょう．また検体を取り扱う際には病原体に曝露されないように，必ずマスクと手袋を着用しましょう．

❶ 喀痰

　できるだけ**上気道の常在菌の混入を少なくする努力**が必要です．すなわち，採取前には患者さんにうがいや歯磨き（ただし歯磨き粉は使用しない）をしてもらい，大きな咳込みと同時に出てきた検体をシャーレで採取します．喀痰が出そうにない場合には**3～5％の高張食塩水**をネブライザーで吸入してもらうと排痰を誘発することができます．自己喀出が難しい患者さんでは気管吸引用キット（図1）を用いて採取しますが，その際にも気管にチューブの先端をもっていき咳き込みがみられるまではチューブをクランプしておき，検体採取後は再度チューブをクランプして口腔内の唾液を吸引しないように抜いてくるなど工夫が必要です．吸引キットのスピッツ部分まで検体を採取するのが望ましいですが，もし採取できた検体が少なくチューブ内にのみ存在する場合でも，滅菌の生理食塩水でチューブ内を洗い流すことで検体を得ることができます（図2）．

　なお得られた検体はなるべく早く検査室へ提出しますが，夜間・休日などですぐに提出できない場合には，常在菌の繁殖を抑えるため冷蔵庫で保存します．

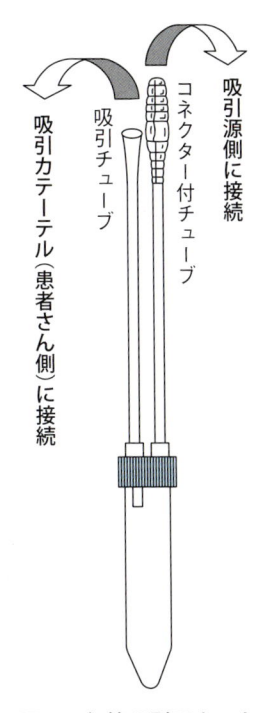

図1　気管吸引用キット

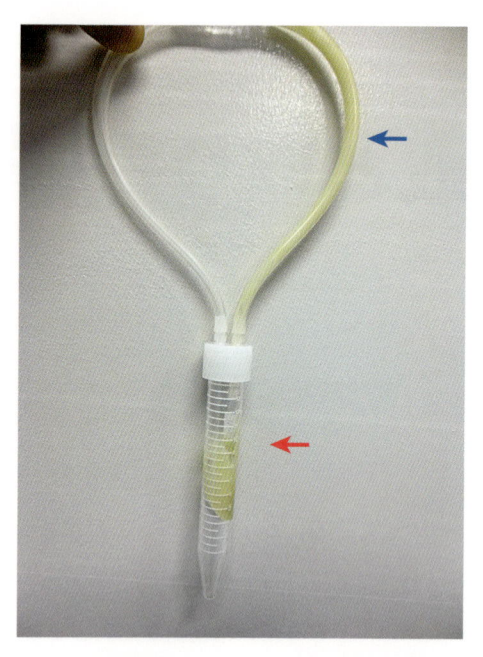

図2 気管内吸引キットで実際に喀痰を吸引したもの

本来はスピッツ内に吸引された検体（→）を用いるが，十分な検体が得られないような場合には，チューブ内にある検体（→）でもグラム染色を行ったり，培養検査に提出したりすることが可能である．

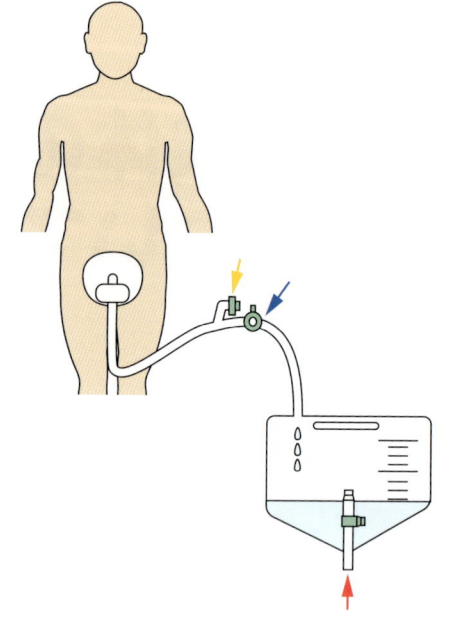

図3 尿道留置カテーテルからの検体採取

バッグから廃液する部分（→）ではなく，カテーテルの途中にあるゴム栓（→）を消毒し針で穿刺して検体を採取する．
なお，近くにある分岐した管（→）はバルーンをふくらませるために注射水を入れる部位なので，間違えないようにする．

❷ 尿

　尿は本来無菌的な検体ですが，尿道口付近には常在菌が存在するため，採取する際には常在菌の混入をできるだけ少なくする必要があります．実際に膀胱炎を起こしているような患者さんの尿では，無処理で採取した尿でもグラム染色で起炎菌を推定することができますが（例えば先に一般尿として検体が採取されている場合などは，それを利用することも可能），培養検査に提出する場合には陰部を消毒して滅菌のコップに中間尿を採取する必要があります．協力が得られない患者さんでは，消毒操作を行ったうえで膀胱内にカテーテルを挿入し導尿を行います．すでに尿道留置カテーテル（Foleyカテーテル）が留置されている患者さんでは，ウロバッグ内に溜まった尿ではなく，カテーテルの途中にあるゴム栓部分を消毒し針で穿刺して検体を採取します（図3）．
　尿検体も喀痰と同様にすぐに検査室へ提出できない場合には冷蔵庫で保存しますが，淋菌感染（低温では死滅する）を強く疑う場合には常温で保存します．

❸ 便

　採取にあたり特別な処置は不要ですが，グラム染色が必要とされる場面では下痢便であることが多いので，小さな採便容器ではなくコップ（未滅菌でよい）を渡すなどの配慮が必要です．なお，採取に使用した容器の周囲は汚染されている可能性があるので，取り扱い時にはビ

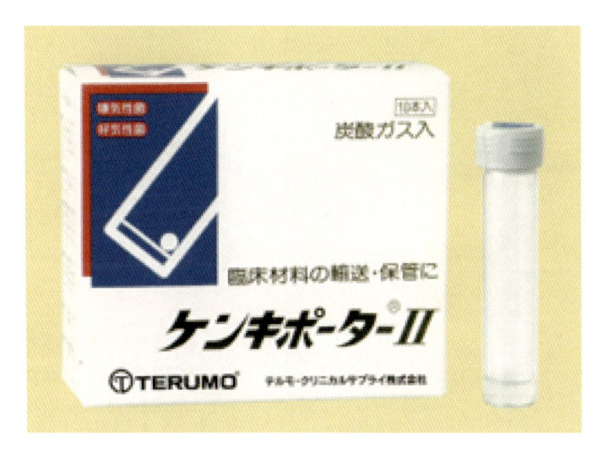

図4 ケンキポーター®
CO₂を充填した好気性・嫌気性菌用の検体輸送容器．容器の底にある寒天にはインジケーターが付いており，嫌気状態が保たれていれば無色，酸素に触れるとピンク色に着色する．
写真はテルモ・クリニカルサプライ株式会社ホームページより転載 http://terumo.clinical-supply.co.jp/product/other/

ニール袋に入れる，新しい容器に移し替えるなどして，環境が汚染されないようにしましょう．

すぐに検査室へ提出できない場合は冷蔵庫で保存しますが，**赤痢アメーバ感染症（栄養体**は低温では活動しなくなります）を疑う場合には常温で保存します．

❹ 胸水・腹水

消毒操作を行って体腔を穿刺し，滅菌スピッツに検体を採取します．いずれも本来は無菌的なスペースに貯留したものなので，微生物が検出された場合には起炎菌と考えます．嫌気性菌が起炎菌となることがあるので，可能であれば嫌気状態を保って検査に提出します．嫌気状態を保つためには，ケンキポーター®のような専用容器（図4）や嫌気性菌用の血液培養ボトルに検体を入れる，空気が触れないようスピッツに目一杯検体を採取してすぐに検査室へ持っていく，などの方法があります．なお嫌気性菌が関与している検体では，独特の嫌気臭（便臭のような鼻を覆いたくなるような臭い）があります．

胸水・腹水もすぐに検査室へ提出できない場合には冷蔵庫で保存します．

❺ 髄液

消毒操作を行って腰椎穿刺を行い滅菌スピッツに検体を採取します．穿刺の際には，くも膜下腔に常在菌を押しこんで医原性の髄膜炎を起こさないように細心の注意を払う必要があります．髄液は採取できる量が限られ，かつ細菌検査以外へも検体を提出することがあるため，検体の配分に注意する必要があります．そのため，自信がない場合は細菌検査室で直接グラム染色を行ってもらう方がよいでしょう．なお起炎菌の検出感度を上げるため，3,000回転で15～20分程度遠心分離を行い，その沈渣部分をグラム染色するようにします．ただし，明らかに膿性もしくはそれに近い非常に混濁した髄液であればそのままグラム染色を行います．

髄液には，髄膜炎菌のように低温ではすぐに死滅してしまうような細菌が含まれることがあるため原則として常温または孵卵器で保存します．

❻ 皮膚・軟部組織（膿汁など）

皮下膿瘍などの場合は消毒操作を行って穿刺し滅菌スピッツに検体を採取します．嫌気性菌

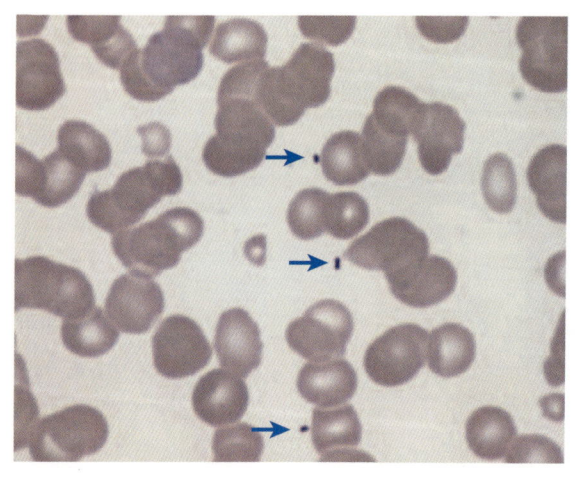

図5 末梢血の塗抹標本（ギムザ染色）で認められた肺炎球菌（→）
本症例は劇症型の肺炎球菌感染症で，来院後数時間で死亡した（琉球大学医学部第一内科　仲村秀太先生のご厚意による）．

が関与していることがあるので，❹に準じて嫌気状態を保って検査に提出します．褥瘡や創感染などの開放創は常在菌に汚染されているので，創表面の膿やぬぐい液を単独で評価すると判断を誤ることがあります．そのため，生理食塩水で創を洗浄した後に，創深部から採取した検体も併せて評価します．

　膿性検体は，すぐに検査室へ提出できない場合には冷蔵庫で保存します．

❼ 血液

　起炎菌を検出するための血液採取は，敗血症などの重症感染症や血流感染を疑って行う血液培養検査が一般的です．そのため，直接グラム染色を行う目的で血液を採取する機会はほとんどないと思います．しかし，劇症型の感染症（摘脾後の肺炎球菌による敗血症やA群溶連菌による壊死性筋膜炎など）では血液塗抹標本で菌が観察されることがあります（図5）．また，カテーテル感染を疑った場合は，抜去後のカテーテル先端についている血液を染色すると起炎菌を観察できることがあります（Part 2 実践編「6. 血流感染症」p.107を参照）．その場合，カテーテル先端は培養検査に提出するのでコンタミネーションを起こさないように注意しましょう（軽く絞り出すようにして1滴をスライドガラスに垂らすなど工夫します）．

　血液培養ボトルは，採取後なるべく早く検査室へ提出し専用の機械にセットしてもらいます．夜間・休日などですぐに機械にセットできない場合には，孵卵器に入れておきます．決して室温で放置したり冷蔵庫で保存したりしてはいけません．

Part 1 基本編

3 グラム染色の原理と実際の染色, および観察手順

● はじめに

　良質な検体を採取した後は，いよいよ塗抹標本を作製し，グラム染色を行うことになります．ここでは，まず最初にグラム染色の原理について簡単に解説し，それから塗抹標本の作製法，グラム染色の手技，顕微鏡での観察手順についてポイントやコツを示しながら順を追って解説していきます．

❶ グラム染色の原理

　グラム染色は1884年にデンマークのHans Christian Joachim Gramによって考案された細菌の染色法であり，これまで複数の改良が行われ今日に至っています．その原理について，現

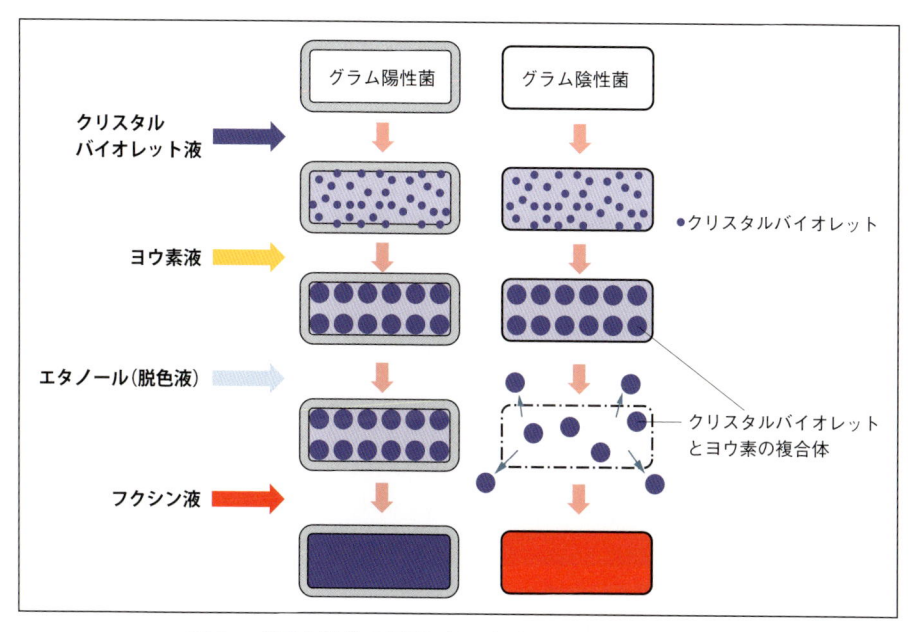

図1　グラム染色の原理（Bartholomew & Mittwer法）

在普及しているBartholomew & Mittwer法（バーミー法）で簡単に解説します（図1）．

最初に作用させるクリスタルバイオレット液が菌体内に浸透すると，グラム陽性菌，陰性菌ともにまずは「紫色」に染色されます．次にヨウ素液を作用させると，クリスタルバイオレットと反応して複合体が形成されます．この複合体は分子量が大きく，そのままだと菌体内に取り込まれた状態となりますが，ここでエタノールを作用させると細胞壁が傷害され複合体が細胞外へ漏れ出します．この際，細胞壁が薄いグラム陰性菌では複合体がすべて漏れ出してしまうため「無色」となり，細胞壁が厚いグラム陽性菌ではそのまま「紫色」に染まります．最後に後染色として赤色のフクシン液を作用させると，脱色されていたグラム陰性菌は「赤色」に染色されます．これがグラム染色の原理です．

❷ 塗抹標本の作製と染色方法

さて，ここからは検体のとり方から固定，染色までの実際の流れをみていきましょう．

1）検体のとり方と塗り方

喀痰の場合

滅菌綿棒を用いてシャーレやスピッツから喀痰をすくい上げます．その際には綿棒の頭の部分は使用せず，軸の部分を適当な長さに折り，その鋭利になった断端を用いるとうまくすくい上げられます．ほとんどの場合，未滅菌の爪楊枝でも問題はありません．**すくい上げる検体の量はゴマ粒ほどの量で十分であり**（図2），取り過ぎないのがコツです．検体が膿性である場合，この少量を拾い上げるのが意外に難しいため，シャーレの上で喀痰を引き延ばしながら徐々に断片化させるとよいでしょう（爪楊枝を2本使うとうまくいきます）．また，シャーレに滅菌の生理食塩水を少量加えることで断片化させやすくなります．なお，少し手間はかかりますが，検体を滅菌チューブへ入れその後に滅菌の生理食塩水を入れて蓋をして激しく振ることで膿性部分と粘稠な唾液成分を分離することができます（喀痰洗浄法）．

スライドガラスへ検体を塗る際には，**まずスライドの裏表を確認**します．端のすりガラス状になっている部分（フロスト加工部位）のザラザラしている面が表になり，鉛筆で文字が書けるようになっています．もしフロスト加工がないスライドでも，後の染色過程や観察の段階で

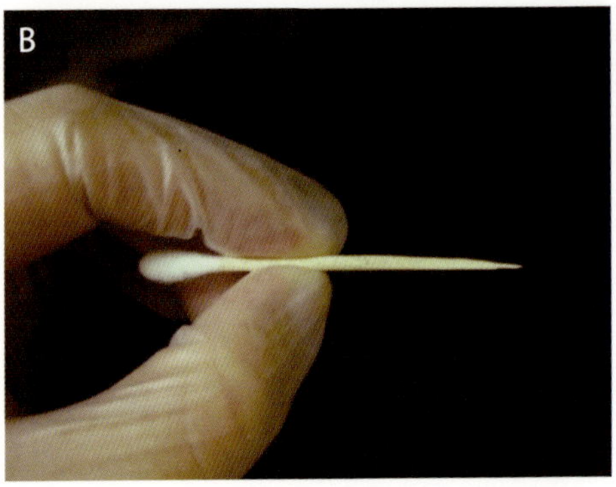

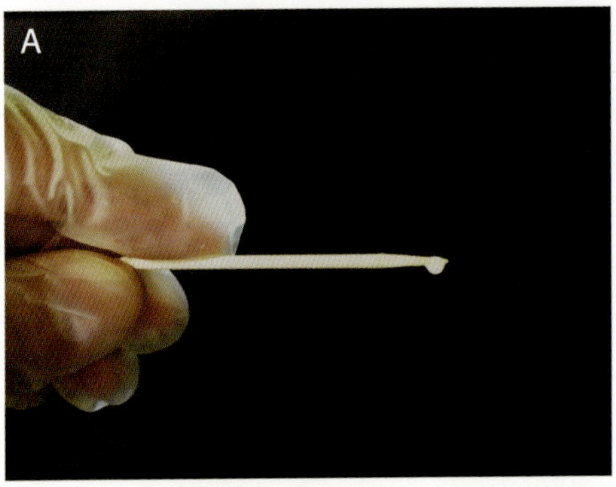

図2　喀痰のすくい上げ
A）爪楊枝ですくい上げた喀痰（このようにごく少量をすくいあげればよい）．
B）綿棒の使い方（「綿」の部分ではなく、折って鋭利になった断端を使用する）．

塗抹した面を間違えないように十分注意しましょう．

次に，スライドの一端に喀痰を塗り付け，その後「薄く一定の方向」へ引き延ばしていきます（図3）．ここで「ランダム」に延ばさないがコツです．その理由は，一方向へ延ばしていくと塗抹の濃い部分から薄い部分へ濃度勾配がつき，顕微鏡で観察する際に最小の労力で観察することができるからです（見どころがすぐに見つかります）．ランダムに塗ってしまうと，この見どころを探すのに苦労します．なお，一定の方向へ引き延ばすのに特に決まったやり方はありませんが，樹枝状に延ばしていきそれぞれの方向が交差しないようにするとよいでしょう．検体が厚くなって塊を形成しているところは，観察の際には無視すればよいので，あまり神経質になる必要はありません．実際に樹枝状に塗抹した標本とランダムに塗抹した標本をそれぞれ染色したものを図4に示します．

尿，髄液，胸水などの液状の検体の場合

前述の喀痰と異なり，薄く引き延ばしていくのではなく，検体を「濃く」塗って染色の際に

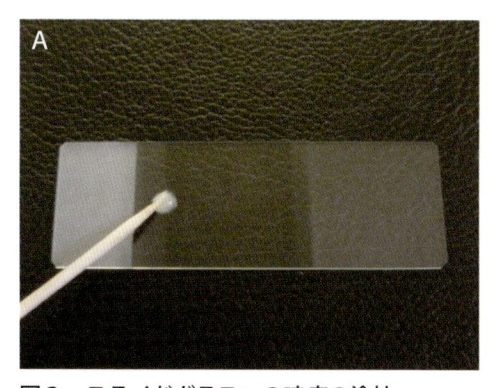

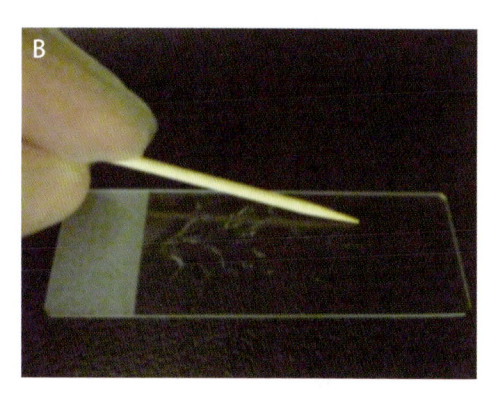

図3 スライドガラスへの喀痰の塗抹
A）爪楊枝ですくい上げた喀痰をスライドガラスの一端に塗りつける．
B）薄く一定の方向へ引き伸ばしていく．

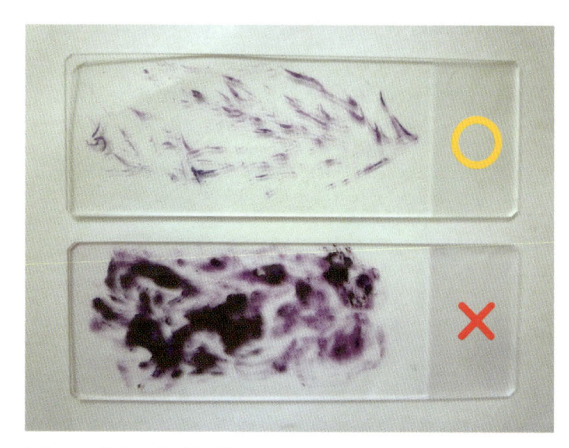

図4 喀痰の塗抹所見
A）樹枝状に薄く一方向へ延ばした標本．
B）ランダムに厚く塗ってしまった標本．

流れ出ないようにします．そのためには，まず検体を遠心分離（3,000回転で15分ほど）しますが，明らかに混濁している検体や膿性が強い検体であれば特に必要ありません．検体のとり分けおよびスライドへの滴下には注射器を使用します．その際，ツベルクリンなどで皮内注射に用いる注射器（26 G程度の細い針のついた注射器）を用いるのがコツです（図5）．細い針を用いるのは，スライドガラスに検体を垂らした際に，できるだけ広がらないようにするためです．失敗した場合に備えて2～3カ所に分けて垂らしておくとよいでしょう（図6）．喀痰と違ってスライドに垂らした液状の検体は見えにくいので，慣れないうちはスライドの裏にマジックで目印をつけるなど工夫するのもよいでしょう．なお，検体をのせる前にスライド表面をアルコール綿で拭いておくと表面張力が働いて検体が広がりません．

便の場合

ほぼ喀痰に準じますが，もともと常在菌が多数含まれる検体であり，薄く塗り広げることにさえ注意すれば特に気を使う必要はありません．

2）塗抹標本の乾燥と固定

塗抹後は染色を行う前に，「乾燥」および「固定」を行います．乾燥については，ムラを少なくするには自然乾燥が最もよいのですが，忙しい臨床現場では乾燥するのをゆっくりと待っていられないことが多いでしょう．そのため適宜ドライヤーを使用しますが，その際，熱風を直接当てないようにします．冷風で乾かすか，熱風ならばスライドから30 cm以上は離して乾かすようにします．

固定に関しては，スライドガラスへ塗抹検体を接着させることや，細菌や細胞成分の変性を防ぐ目的があります．火炎固定とメタノールによる固定があり，火炎固定ではスライドガラスを鑷子で把持し炎の中を2～3回通過させます．メタノール固定では，メタノールの中にスライドガラスを浸すか，スライドガラス上にメタノールを満載します（30秒～1分程度）．なお，膿性痰や便のような濃い検体では，固定の過程は省略してもほとんど問題はありません．

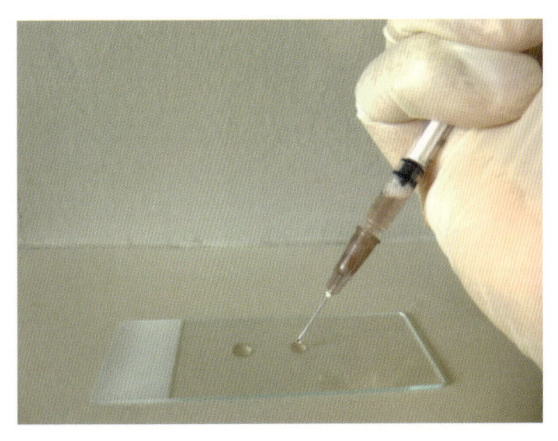

図5 胸水を一滴ずつスライドガラスに垂らしているところ
コツはスライド表面をアルコール綿で拭くことと，なるべく細い針の注射器を使用することである．

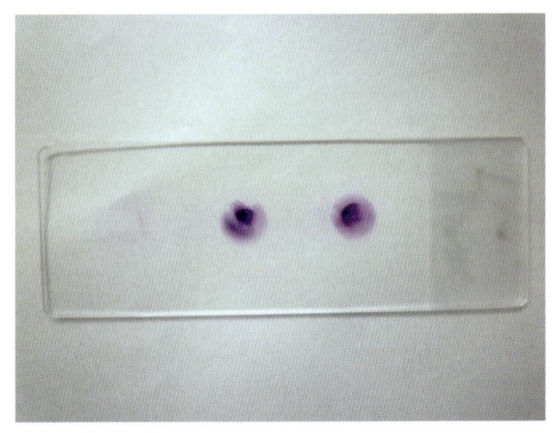

図6 胸水の塗抹所見
胸水を3カ所に分けて塗抹し染色した標本．左側は検体が流れてしまい，かろうじて淡く残っている．

3）染色手技の実際

染色液の種類

従来，Hans Christian Joachim Gramによって考案された染色法を一部改良した**Hucker**の**変法**が用いられていましたが，より簡便で美しく染色できる方法として，現在では**西岡変法（フェイバー法）**と**Bartholomew & Mittwer法（バーミー法）**が普及しています．フェイバー法は3ステップ，バーミー法は4ステップで染色が完了します（図7），トータルの所要時間はそ

西岡変法（フェイバー法）
染色液A
STEP1
① ビクトリアブルー溶液を滴下し満載する
60秒
水洗
脱色液
STEP2
② ピクリン酸エタノール液を滴下し満載する
10〜30秒
A液が溶けださなくなるまで
水洗
染色液B
STEP3
③ フクシン（またはサフラニン）溶液を滴下し満載する
60秒
水洗・乾燥・鏡検
Bartholomew & Mittwer法（バーミー法）
M1液
STEP1
① クリスタルバイオレット溶液を滴下し満載する
30秒
水洗
M2液
STEP2
② ヨウ素溶液を滴下し満載する
30秒
水洗
M3液
STEP3
③ 脱色液（アセトン・エタノール）を滴下し満載する
5秒
水洗
M4液
STEP4
④ パイフェル液を滴下し満載する
30秒
水洗・乾燥・鏡検
染色液：フェイバーG（商品名）
染色液：バーミーM（商品名）
バーミーM 1
バーミーM 2
バーミーM 3
バーミーM 4

図7　グラム染色法（西岡変法とBartholomew & Mittwer法）

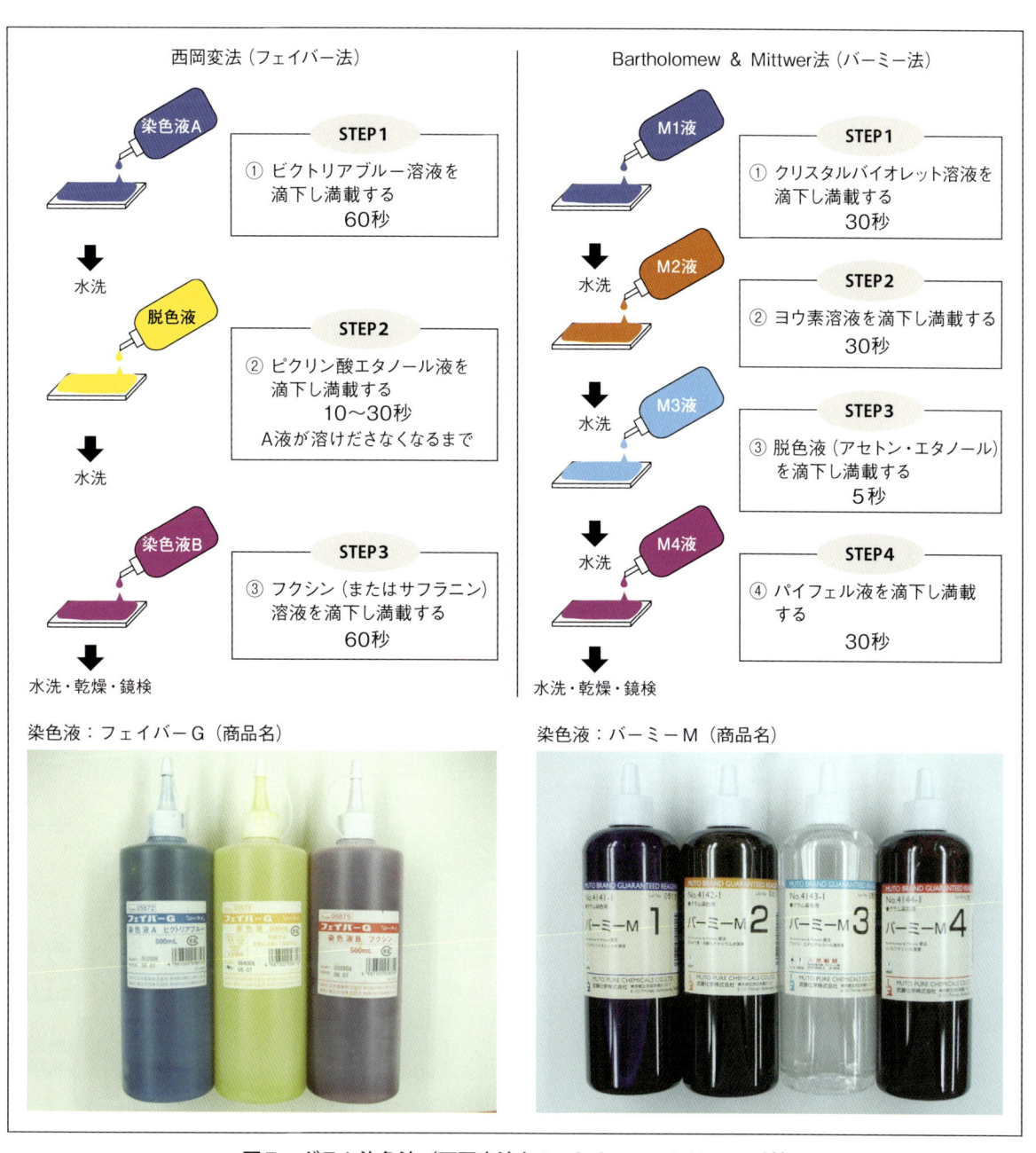

れほど変わりません．

われわれ臨床医がERや病棟でグラム染色を行う分にはどちらの染色法を選んでも大差はありません（検者の経験や技術の影響を受けにくいのはバーミー法とされます）．なお膿性痰や便の場合，特にフェイバー法では検体が厚く塗られた部位が脱色不良となりやすいので，薄く塗るようにします．使用期限が切れ古くなった染色液では，色調が変わったり十分な染色所見が得られなかったりすることがあるので，色調がおかしいなと思ったときには使用期限をチェックしておきましょう．

染色する際のポイント

染色する際のポイントとしては，グラム陽性菌と陰性菌をきれいに染め分けることはもちろんのことですが，自身の手や衣服を染色液で汚さないこともあげておきたいと思います（衣服につくとまず落ちません）．これらのポイントを表1，2にまとめておきます．

乾燥のコツ

最後の水洗を行った後には，濡れたスライドを乾かす必要があります．この際も，自然乾燥が待てない場合にはドライヤーを用いて構いません．スライドの裏面や塗抹部位以外についている水滴をタオルペーパーなどで拭き取ると短時間で乾燥させることができます．筆者は，図8のようにスライドを立てて持ち，タオルペーパーに水分を吸わせながらドライヤーで乾かしています．

4）塗抹標本作製と染色方法のまとめ

ここまでで，検体の採取法から塗抹標本の作製，そして実際にグラム染色を行うまでの流れを解説しました．強調しておきたいのは，すべては検体採取からはじまること，そしてそれを疎かにするとその後の染色がどんなに上手くできても病状を十分に把握できないということです．そのため，状況が許す限り積極的に医師自ら検体を採取し，そして肉眼的所見や臭いなどを確認するように心がけてください．

表1　染色のポイント

① 染色液の順番は信号機と同じ「青，黄，赤」！
② 染色液はケチらず十分にのせよう！
③ 大切なのは「脱色」！十分かつ脱色しすぎないように！
④ 塗抹が濃い部分は無理に脱色しないようにしよう！
⑤ 水洗はスライドガラスの裏から優しく流そう！

表2　手や白衣を汚さないためのポイント

① 自分の手を染めないように，必ず手袋を着用しよう！
② 染色液はスライドガラスの近くで優しくかけよう！
③ スライドガラスは常に手首より低い位置で扱おう！
④ 水洗の際は鑷子についている染色液も十分に流そう！
⑤ 最後の水洗後は，スライドガラスを染色台（ガラス棒など）に戻さずそのまま乾燥させよう！

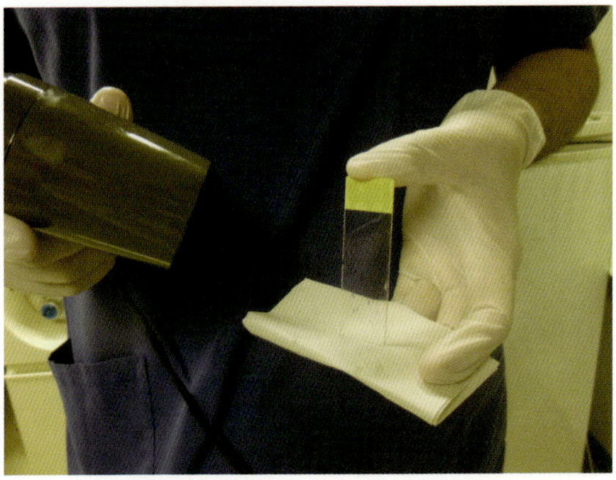

図8　染色が終わったスライドを乾かしているところ
スライドを立ててタオルペーパーに水分を吸わせながらドライヤーで乾燥させる．

グラム染色の手技に関しては言語化しにくいところがあり，わかりづらい点があったかもしれませんが，ぜひとも院内でグラム染色を積極的に行っている上級医や細菌検査技師のもとに足を運んで，実際に染色手技を体感してみてください．「プロの技」を教えてもらうこともさることながら，染色液で自分の手や白衣が汚れることで，はじめて気づくことがあるはずです．

❸ 塗抹標本の観察

さて，染色まで終わればいよいよ観察です．その手順とポイントを解説していきます．

1）鏡検の手順と顕微鏡の使い方

まずは弱拡大（40〜100倍）でピントを合わせ，そして見どころを探して倍率を上げていきます．見どころとは，**好中球が適度にばらけて識別できる部位**で，かつ**好中球の核がグラム陰性菌と同程度にピンク色に染まっている部位**を指します（図9A○およびB，Cの□で囲った部位）．喀痰の場合，扁平上皮細胞が少ない部位を探すことも重要です．なお，弱拡大では一般的な大きさの細菌（1.0μm前後）は確認できませんが，400倍に倍率を上げると細菌の存在や好中球の核の状態を確認できるようになります（図9D）．ただし細菌については，グラム染色性はある程度わかっても，正確な形態判断をすることは困難です．1,000倍になると細菌の形態も判断することができ，また貪食像なども明確になります（図9E）．慣れてきたら40倍や400倍での観察は省略してもかまいません（後述するように，所見の表記は100倍と1,000倍での観察に基づいて行われるため）．**倍率を上げると視野が暗くなる**ので，光量や絞りを適宜調整します．

> **ここに注意！ ❶**
> - 強拡大にしてピントが合わせられなくなったときには，スライドの表裏が逆になっていることがある
> - 染色の際に使用した手袋は検体や染色液で汚れているので，顕微鏡を操作する際には必ず外しておく
> - レボルバーを回転させるときには×100以外の対物レンズにオイルがつかないように，回転方向に注意する（特に×40の対物レンズはスライドガラスに近接するためオイルで汚染されやすい）

2）観察する際のポイント

グラム染色の目的は，得られた検体の中に感染症の診断や治療に結びつくような所見を見出すことです．このような所見を，筆者は「**微生物と炎症細胞がせめぎ合っている現場**」と呼んでいます．したがって，塗抹標本を観察する際には，この**微生物の所見**と**生体側の所見**の両方を確認する必要があります．これらポイントまとめると表3のようになります．

微生物の所見では，染色性や個々の形態が分類の基本となりますが，集簇のパターンも細菌の推定に非常に重要です．また，標本全体にどのように分布しているかも重要な情報であり，例えば喀痰では，扁平上皮細胞の周辺に分布する細菌は口腔粘膜に定着している常在菌と判断できます．逆に，好中球とともに分布している細菌は起炎菌である可能性が高いと判断できます．

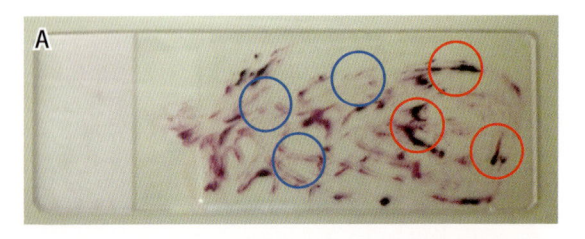

図9 塗抹標本の「見どころ」の探し方
A) 塗抹標本の全体像（肉眼所見）．
　〇は塗抹が適度に薄く観察に適した部位．
　〇は塗抹が厚く観察に適さない部位．
B) 弱拡大（40倍）の所見．□が観察に適した部位．
C) 弱拡大（100倍）の所見．□が観察に適した部位．
D) 強拡大（400倍）の所見（➡は析出したフィブリン）．
E) 強拡大（1,000倍）の所見．グラム陰性小桿菌．
　（*Haemophilus influenzae*）とその貪食像が確認される．

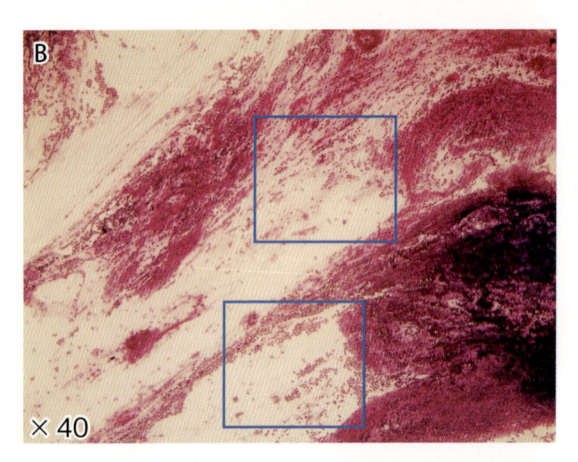

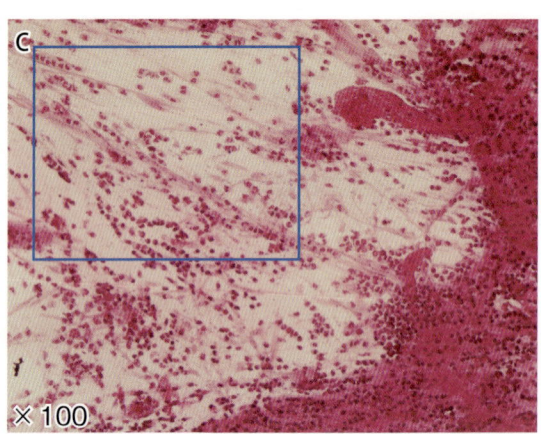

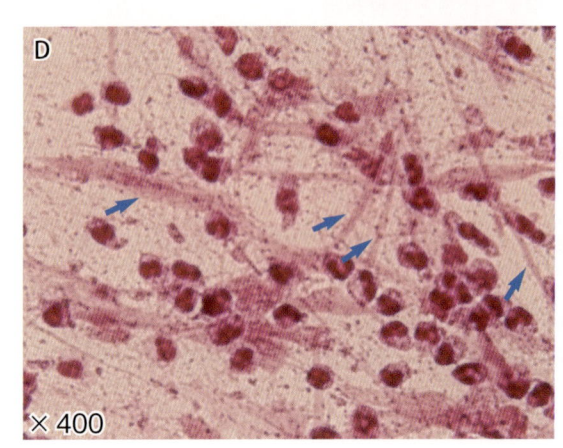

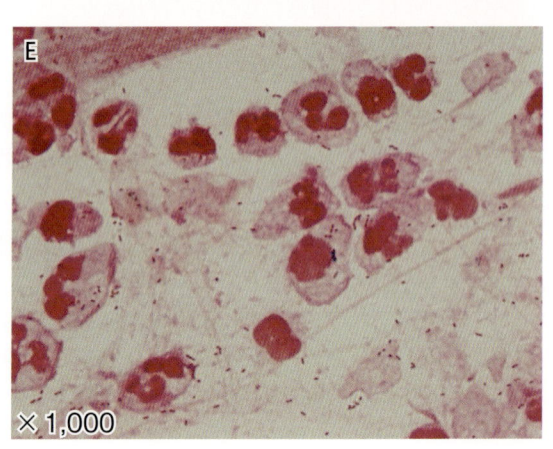

　生体側の所見では，まず出現している細胞の種類や形態を確認します．核が分葉し細胞質が明瞭な好中球の存在は，感染症がフレッシュ，かつアクティブであることを意味しています．貪食像がみられ，フィブリンが析出している検体も同様です（図9D参照）．逆にこれらが認められなければ，時間が経過し炎症が鎮静化している所見の可能性があります．**喀痰の場合，扁平上皮細胞は唾液の混入を意味し，線毛上皮細胞の存在はその検体が下気道由来であることを意味しています．**

表3 塗抹標本を観察する際のポイント

① 微生物の所見
○ 染色性（グラム陽性 or 陰性？）
○ 個々の形態（球菌 or 桿菌？ 大きさは？）
○ 集簇のパターン（連鎖状，二連状，房状など）
○ 分布の状態（局所的かびまん性に分布しているか？）
② 生体側の所見
○ 炎症細胞の有無とその形態（核や細胞質の状態は？）
○ 貪食像の有無
○ フィブリン析出の有無
○ 扁平上皮細胞や線毛上皮細胞の有無

3）鏡検所見の表記法

　細胞数と菌量は，それぞれ100倍，1,000倍で複数の視野を観察し，大まかに**表4**のように表現します（施設によって表記法が異なる場合もあるので，自施設の細菌検査室へ確認のこと）．このほか，喀痰の場合にはGecklerの分類（**表5**）を用います（Part 2 実践編「1．呼吸器感染症−市中肺炎1」p.66も参照）．すなわち，唾液混入の程度を**扁平上皮細胞**（Epi：epithelial cell）の数で表し，炎症の程度を**好中球**（PMN：polymorphonuclear leukocyte）の数で表します．**4群ないし5群の喀痰，すなわち唾液の混入が少なく好中球数の多い検体が評価に値する喀痰**ということになります．

　診療録には，検体の性状（膿性の程度や混濁の有無，臭いなど）と併せてグラム染色の所見を記載します．**図9**の症例を例にとると，「Miller & Jones分類でP3の膿性喀痰，グラム染色ではGeckler5群（またはEpi−，PMN 3＋），GNCB（gram-negative coccobacilus）3＋，GNCBの貪食像あり」というように記載するとよいでしょう（細菌の大きさについては**図10**参照）．細かい表現に神経質になる必要はありませんが，前述した通り筆者は「**その場にいない同僚に所見が伝えられるように**」と研修医の先生や学生さんには指導しています．

> **ここに注意！❷**
> ・扁平上皮細胞の存在が重要な意味をもつ場合がある．肺炎で気管内吸痰を行って多数の細菌と扁平上皮細胞が認められた場合には，口腔内常在菌の落ち込みによる誤嚥性肺炎の可能性が考えられる

4）グラム染色で推定可能な細菌

　グラム染色では細菌を**染色性**（陽性or陰性）と**形態**（球菌or桿菌）によって**大きく4つのカテゴリーに分類**します．さらに，大きさや集簇のパターン（連鎖，房状など）を組み合わせることで，主な感染症の起炎菌を推定することができます（**図10**）．ただし，形態学的な評価だけでは不十分であるため，必ず患者さんの背景（年齢，既往歴，市中発症か院内発症かなど）や検体が採取された部位，治療の有無など加味して総合的に判断するように心がけましょう．

　なお，臨床的には上記4つのカテゴリーは同等でなく，菌の種類や臨床的重要度には違いがあります．具体的には，**起炎菌として頻度が高いものはGPC**（Gram positive cocci：グラム陽性球菌）**とGNR**（Gram negative rods：グラム陰性桿菌）であり，**最も種類が多く重症感染**

症の起炎菌になりやすいのは GNR です．GNC（Gram negative cocci：グラム陰性球菌）や GPR（Gram positive rods：グラム陽性桿菌）による感染症の頻度はそれほど高くありません．

表4 鏡検時の菌数，細胞数の表記法

① 菌数の表記（1,000倍視野）
－：菌がほとんど確認されない
1＋：1視野に1～9個
2＋：1視野あたり10～49個
3＋：1視野あたり50個以上

② 細胞数の表記（100倍視野）
－：細胞がほとんど確認されない
1＋：1視野に1～9個
2＋：1視野あたり10～24個
3＋：1視野あたり25個以上

表5 Gecklerの分類

群	細胞数／1視野（100倍）	
	好中球数	扁平上皮細胞数
1	<10	>25
2	10～25	>25
3	>25	>25
4	>25	10～25
5	>25	<10
6	<25	<25

＊4群ないし5群の標本が評価するのに適している．

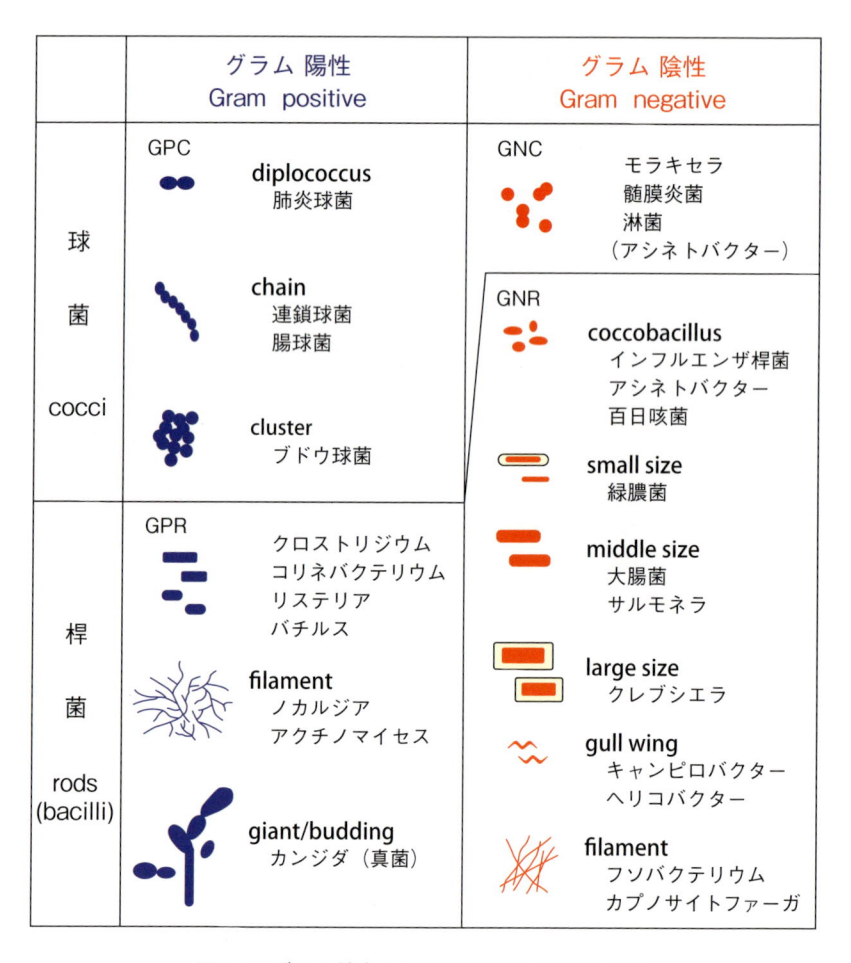

	グラム 陽性 Gram positive		グラム 陰性 Gram negative	
球菌 cocci	GPC	diplococcus 肺炎球菌 chain 連鎖球菌 腸球菌 cluster ブドウ球菌	GNC	モラキセラ 髄膜炎菌 淋菌 （アシネトバクター）
			GNR	coccobacillus インフルエンザ桿菌 アシネトバクター 百日咳菌
桿菌 rods (bacilli)	GPR	クロストリジウム コリネバクテリウム リステリア バチルス filament ノカルジア アクチノマイセス giant/budding カンジダ（真菌）		small size 緑膿菌 middle size 大腸菌 サルモネラ large size クレブシエラ gull wing キャンピロバクター ヘリコバクター filament フソバクテリウム カプノサイトファーガ

図10 グラム染色による形態的な細菌の分類

> **ここに注意！❸**
> - 起炎菌は1種類とは限らない．特にグラム陽性菌とグラム陰性菌が混合感染している場合，前者に目を奪われ後者を見逃がすことがある（図11）
> - 検体の保存状態によってはグラム染色性が変わることがある（例：グラム陽性菌である肺炎球菌は時間が経つと自己融解するという特徴があり，その過程でグラム陰性菌になることがある）．もちろん，脱色が強すぎるとグラム陽性菌もグラム陰性菌に見えることがある
> - 抗菌薬投与後には菌体が変形し，桿菌が球菌様に見えることがある（図12）．通常の分類に当てはまらない形態の細菌を見た場合には，抗菌薬投与の有無を確認する
> - 実際にはグラム染色では分類できない第5のカテゴリーもある．すなわちグラム染色で染まらないような非定型菌（マイコプラズマ，クラミジア，リケッチア，レジオネラなど）や抗酸菌（結核菌や非結核性抗酸菌）である．また，嫌気性菌（特に嫌気状態でのみ発育が可能な偏性嫌気性菌）はグラム染色で主にGPCやGNRに分類されるが，グラム染色性で分類するより，性質で分けることが実用的である

5）貪食像と polymicrobial pattern

　貪食像とは，好中球内に細菌が取り込まれている所見のことです．アクティブな好中球は細胞質に空胞が形成されており，その中に細菌が存在すれば貪食ありと判断します．貪食像の具体例を図13に示します．

　polymicrobial pattern とは，塗抹標本のなかに多種多様な細菌が存在している所見のことです．歯垢や便などを染色すればpolymicrobial patternになるのは想像に難くありませんが，実際に感染症としてpolymicrobial patternがみられるのは，誤嚥性肺炎（口腔内の常在菌が下気道に落ち込む）や腸管穿孔による細菌性腹膜炎（腸内細菌が腹腔に入り込む）のように本来

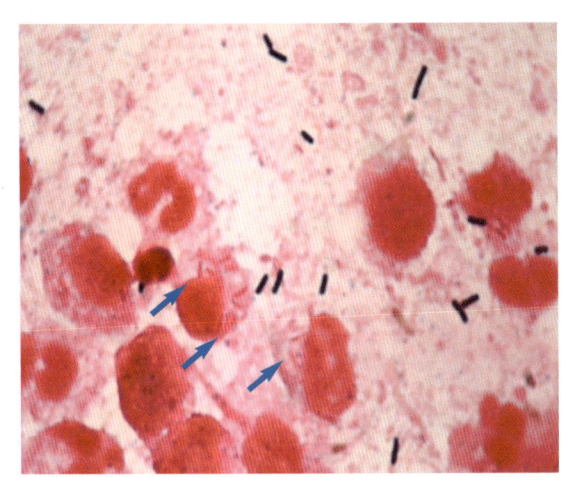

図11　グラム陽性桿菌とグラム陰性桿菌の混合感染
GPRが目につくが，よく見ると貪食されているのはGNRである．

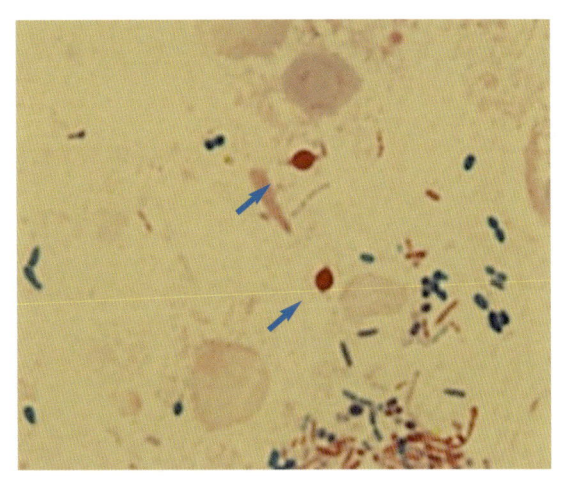

図12　抗菌薬投与で球形になったグラム陰性桿菌

なら無菌の（またはそれに準じた）場所に，複数の常在菌が入り込んだ場合です．その他，頭頸部領域や陰部周辺の膿瘍，糖尿病患者の足感染症，壊死性筋膜炎などもpolymicrobial patternとなることがあります．図14にpolymicrobial patternの1例を示します．なお**polymicrobial pattern**がみられた場合には，その病態から考えて，そのなかに嫌気性菌が含まれていることを想定します．

6）微生物以外に見えるもの

微生物以外に見えるものとして，炎症細胞のほかに前述の扁平上皮細胞（図15）や線毛上皮細胞があります（図16）．また特殊な病態下でみられるものとして，喘息患者などでみられるシャルコーライデン結晶やクルシュマン螺旋体（図17）などがあります．そのほかに，よくみられるものとしていくつかアーチファクトがあります（図18）．

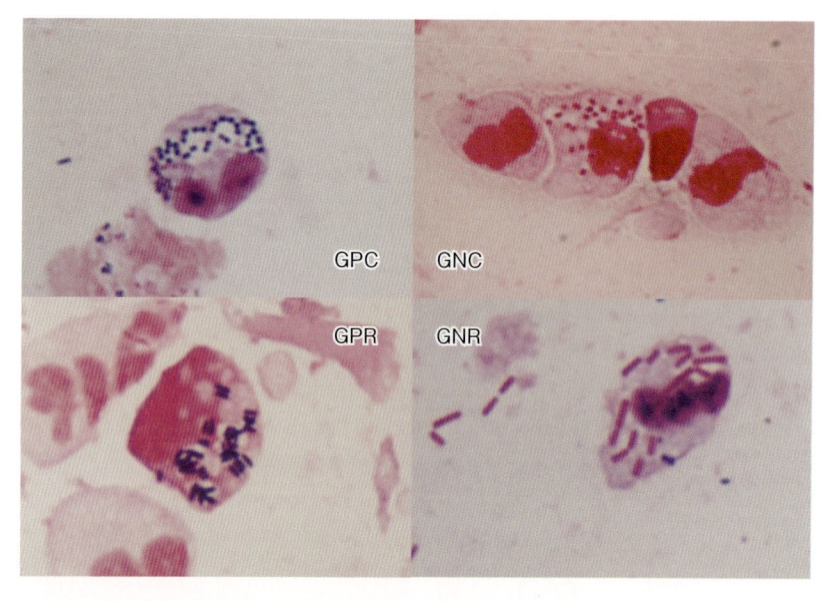

図13　貪食像

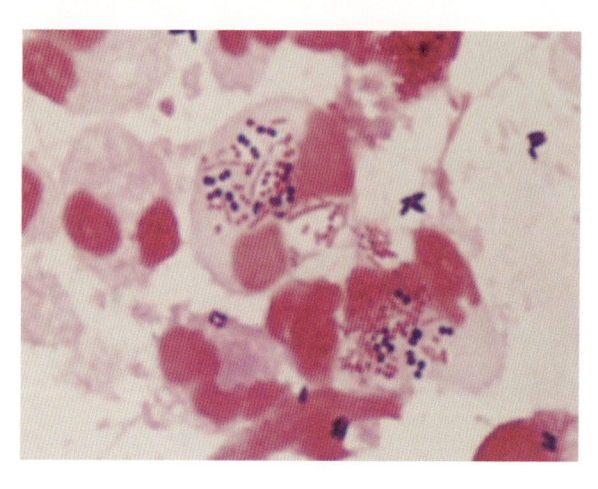

図14　polymicrobial pattern
複数の菌種が同時に貪食されている．

7）観察が終わったら

　観察が終わったら，顕微鏡の電源を確実に切り，清掃（レンズやステージに付着したオイルをふき取る）を行います．また検体の処理（細菌検査へ提出する，冷蔵庫に一時保存する，破棄するなど）も忘れずに行い，検体を放置しないようにしましょう．観察し終えた塗抹標本は，後で上級医や細菌検査技師に所見を確認してもらいフィードバックを受けるために保存しておきます．スライドガラスにはオイルが付着しているので，キシレンに浸しておくか（図19），ペーパータオルにくるんでおくとよいでしょう（図20）．スライドとペーパータオルには，患者名，日付，検体名などの情報を記載するのを忘れないようにします．

　なお，後日必ずグラム染色所見と培養結果の照らし合わせを行います．予想した菌が培養で生えてきたか，生えてこなかった場合にはどのような理由が考えられるか，薬剤感受性はどうかなどを確認するようにしましょう．

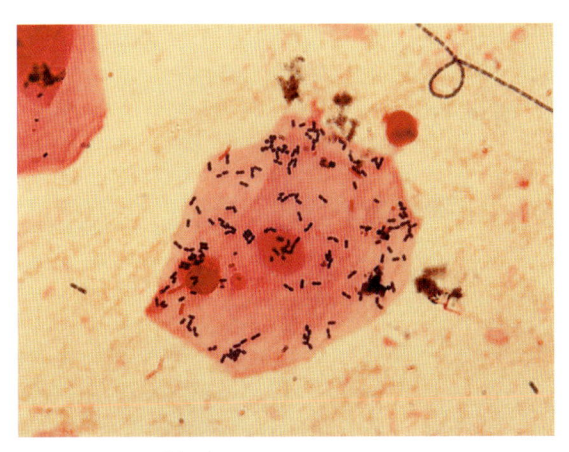

図15　扁平上皮細胞
表面に多数のGPC（口腔内常在菌）が付着している．

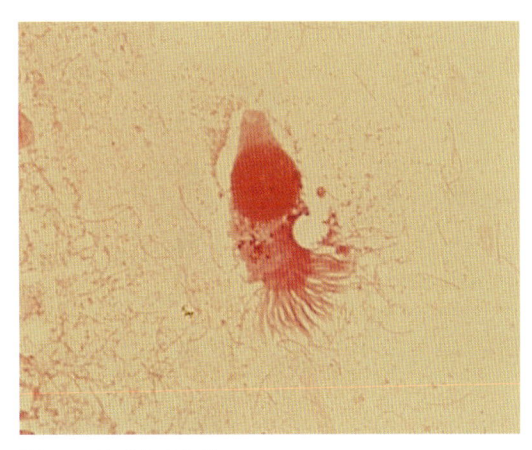

図16　線毛上皮細胞
一端に線毛を有する細長い細胞である．

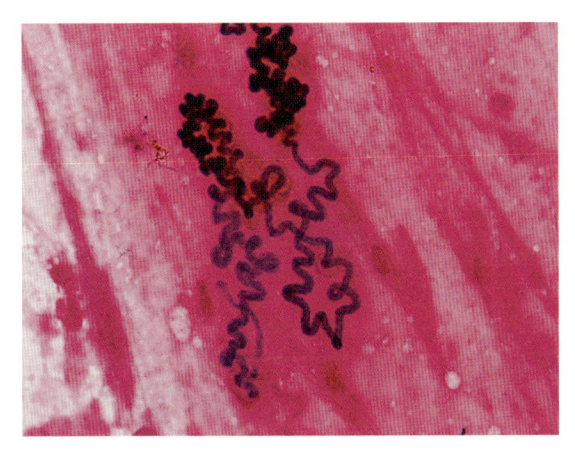

図17　クルシュマン螺旋体
気管支喘息などの気道閉塞をきたす疾患の喀痰中にみられることがある．

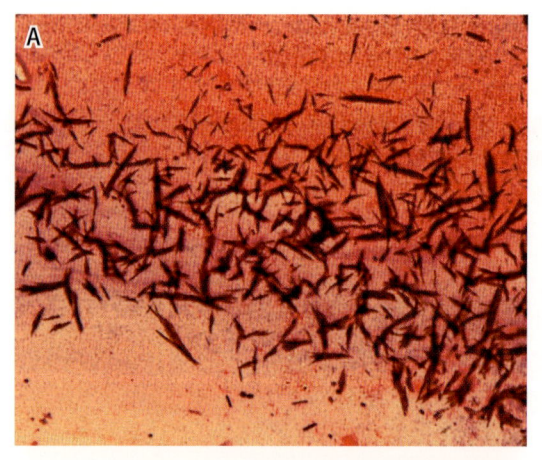

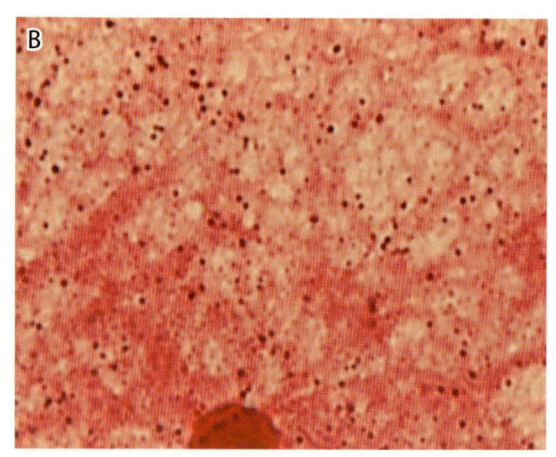

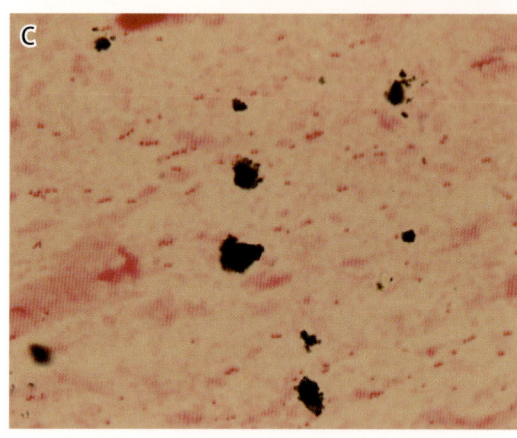

図18 アーチファクト
A）染色液（クリスタルバイオレット）の結晶．塗抹が濃い部位に認められることが多い．
B）染色液（クリスタルバイオレット）の結晶．大小不同の粒状構造物で，GPCと間違うことがある．
C）オイルに浮遊するゴミ（塗抹標本から剥がれたもの）．

図19 観察を終えたスライドをキシレンに浸しているところ
キシレンは揮発するので，必ず蓋をしておく．量が減ってきたら適宜補充する．

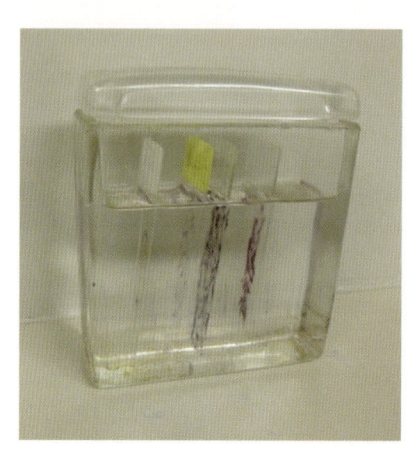

図20 観察を終えたスライドをペーパータオルでくるんだもの
日付やID，患者名，検体名，所見などを書いておくと後から確認しやすい．保存する場合は，スライドが入っていた空き箱を利用するとよい．

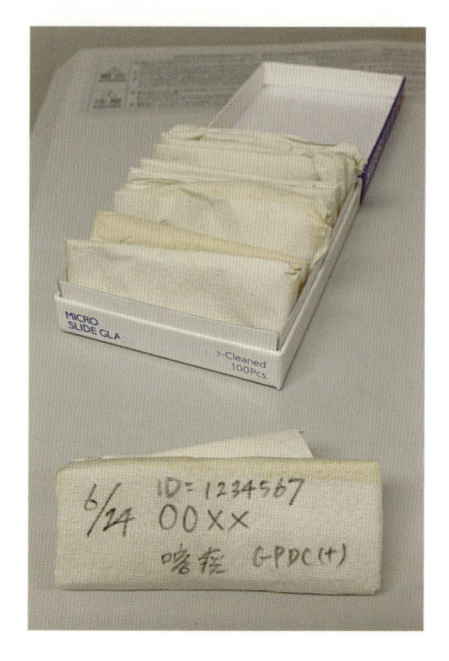

8）観察のまとめ

　顕微鏡の使い方をマスターしたり，実際に「見どころ」をつかんで起炎菌を見つけ出したりすることは，最初のうちは容易ではないと思います．また，自分の目で大きさや形を実感して菌を推定するのは，ただアトラスで見比べるのとは異なりハードルの高い作業になると思います．しかし，そのスキルを磨くには何度も何度も顕微鏡を覗き込み，経験豊富な上級医や細菌検査技師のフィードバックを受けることに尽きます．面倒くさがらずに，まずは自分が受け持っている患者さんから得られる検体をどんどん染めて数をこなしていくことが，上達への近道と言えるでしょう．

Part 1 基本編

4 グラム染色による起炎菌の分類

● はじめに

　ここまでに検体採取から塗抹標本の作製，そして観察する際の基本的な知識を解説してきました．ここからは，臨床の現場で遭遇する機会が多い細菌，または形態的な特徴からぜひ覚えておきたい細菌を中心にピックアップし，それぞれの特徴やほかの細菌との鑑別点，選択するべき抗菌薬などをカテゴリー別に解説していきたいと思います．

1 起炎菌を分類する目的とは？

　微生物学的な細菌の分類は，形態学的な分類（グラム染色を用いた菌の形態や配列の観察，鞭毛の有無，芽胞の有無など）だけでなく，一般的な性質（好気性か嫌気性か，運動性があるかなど）や生化学的な性質（カタラーゼを産生するか，ブドウ糖を発酵するかなど）に基づいて行われます．また，正確な菌の同定には，ときに遺伝子学的な検査（リボソームRNAの塩基配列，全染色体のDNA配列の相同性比較）を必要とすることもあります．しかし，われわれ臨床医にとって，検体を採取し菌を同定することは手段であって目的ではありません．あくまでも目の前にいる感染症の患者さんに対して**適切な治療を行って治癒に導くことが最終的な目的**です．したがって，微生物学的な正確さを多少欠いたとしても，治療に結びつくことを意識して**臨床的な分類で起炎菌を理解する**ことが必要になります．

2 グラム染色を活かした臨床的な細菌の分類

　検査室では上記のような手法を用いて菌を同定し，薬剤感受性試験を行って最終的な結果を報告していますが，これには数日（菌種によってはそれ以上）を要します．感染症診療では，検査室からの最終報告を待たずに治療を開始しなければならないことがほとんどであり，そのためには得られた検体や患者背景などから**迅速に起炎菌を推定し適切な抗菌薬を投与すること**，すなわち**十分な効果が期待され，副作用が少なく，できるだけ抗菌スペクトラムが狭く，安価で手に入りやすい抗菌薬を投与する**ことが必要になってきます．

　ここでは「抗菌薬の選択」ということを意識して**起炎菌を大きく4つのカテゴリー**（グラム

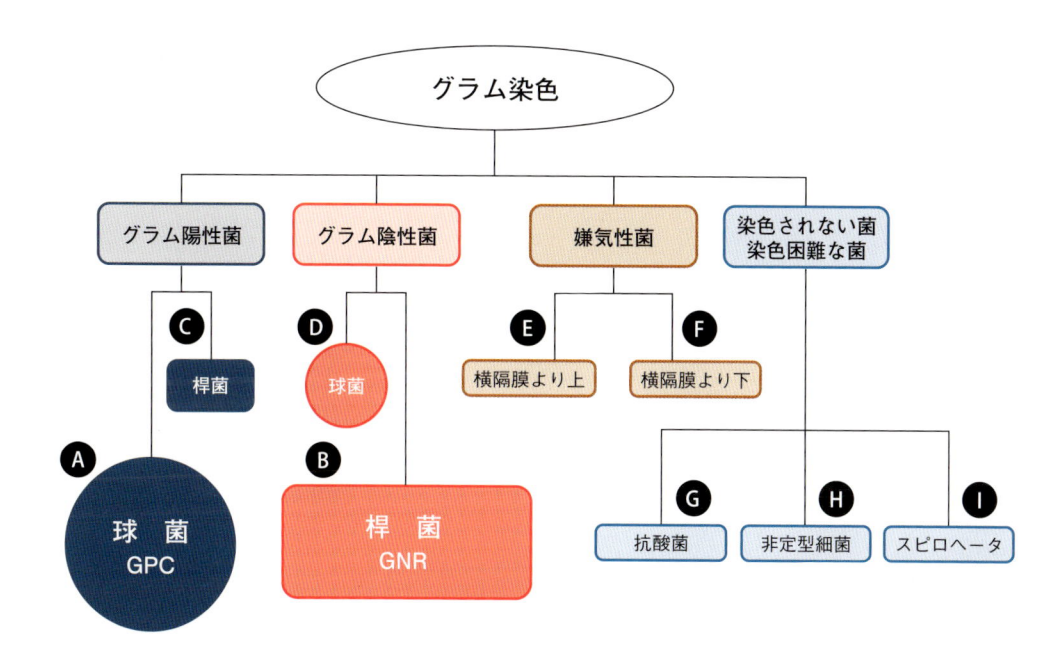

図1 グラム染色を中心とした臨床的な細菌の分類
形態学的には染色性（グラム陽性と陰性）と形態（球菌と桿菌）で4つに分類するのが基本であるが，抗菌薬の選択を考える場合には，「嫌気性菌」と「その他の細菌」のカテゴリーを設けると理解しやすくなる．また，起炎菌になる頻度や細菌のもつ病原性（virulence）も知っておく必要があり，図にその大きさで示しているように，グラム陽性球菌（GPC）とグラム陰性桿菌（GNR）が特に重要である．臨床的に問題となる薬剤耐性菌も，その多くがこのGPC，GNRのカテゴリーに含まれている．

陽性菌，グラム陰性菌，嫌気性菌，その他の細菌）に分類し，さらにそれを9つ（A〜I）に細分化した**分類**を提示します（図1）．

なお，臨床の現場では病歴や身体所見などから**感染臓器や起炎菌を絞り込むこと**が重要であり，検体が得られた部位や感染症を発症した場所（市中か院内か，国内か国外かなど），患者の年齢（小児か高齢者か）や性別，免疫不全の有無なども考慮する必要があります．グラム染色は感染臓器や起炎菌を絞り込むためのツールの1つであり，図1に示す分類はそのツールを活かすための基本骨格と考えてください．

❸ カテゴリーで理解する起炎菌の特徴

ここからは図1の分類をもとにして，カテゴリー別に起炎菌の特徴を解説します．なお，日常診療で用いられている用語を意識したため，菌名の日本語表記（漢字やカタカナ）は学術的には正確ではないものが含まれています．必ずラテン語で表記してある正式な菌名を確認してください（同じ属に複数の菌種がいる場合には代表的な菌種のラテン語を記載しています）．また掲載している写真の倍率は1,000倍（10×100）を基本としていますが，編集の都合上，大きさを単純比較できない写真も含まれています．その際には一緒に写っている好中球や赤血球のサイズを参考にしてください．

カテゴリー❹　グラム陽性球菌（Gram positive cocci：GPC）

① 連鎖球菌　*Streptococcus* spp.
　1）肺炎球菌（*S. pneumoniae*）（図2）
　2）α溶血性連鎖球菌
　　・緑色連鎖球菌　viridans Streptococci
　3）β溶血性連鎖球菌
　　・A群連鎖球菌　group A Streptococcus（*S. pyogenes*）（図3）
　　・B群連鎖球菌　group B Streptococcus（*S. agalactiae*）
　その他，C群，G群連鎖球菌など

② 腸球菌　*Enterococcus* spp.
　E. faecalis（図4）
　E. faecium

③ ブドウ球菌　*Staphylococcus* spp.
　1）黄色ブドウ球菌（*S. aureus*）（図5）
　2）コアグラーゼ陰性ブドウ球菌　coagulase-negative Staphylococci（CNS）
　　・表皮ブドウ球菌（*S. epidermidis*）
　その他，*S. saprophyticus*, *S. lugdunensis*, *S. haemolyticus* など

カテゴリーAのポイント！

- 選択される抗菌薬は基本的にはペニシリン系抗菌薬であるが，黄色ブドウ球菌に有効なペニシリン系抗菌薬が日本では販売されていないため，同菌には第1世代セフェムで対応する
- 起炎菌として頻度が高く，重要な感染症を起こす菌として肺炎球菌と黄色ブドウ球菌を押さえておく
- 注意すべき耐性菌は，ペニシリン耐性肺炎球菌（penicillin-resintant *Streptococcus pneumoniae*：PRSP），メチシリン耐性黄色ブドウ球菌（methicillin-resistant *S. aureus*：MRSA），メチシリン耐性コアグラーゼ陰性ブドウ球菌（methicillin-resistant coagulase-negative *Staphylococcus*：MRCNS）である．これらの耐性菌にはバンコマイシン（VCM）が有効である
- 腸球菌はセフェム系抗菌薬に自然耐性であり，治療にはペニシリン系抗菌薬を用いる．ただし，*E. faecium* はペニシリン系抗菌薬にも自然耐性を有するため，治療にはバンコマイシンを用いる

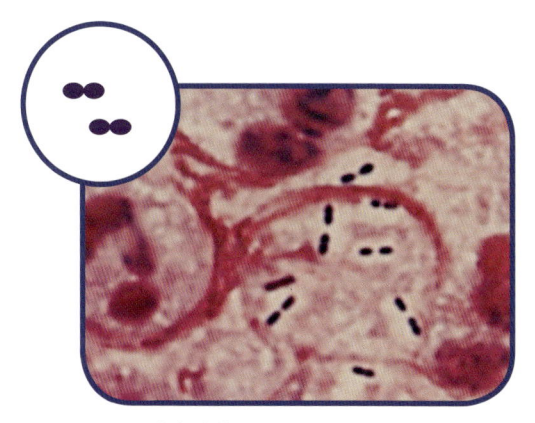

図2　肺炎球菌
（*Streptococcus pneumoniae*）

グラム陽性のやや楕円状の双球菌（diplococcus）で長軸方向に並ぶのが特徴である．双球菌が4連，6連と連なって短い連鎖を形成することもある．莢膜を有し，喀痰や血液培養など背景が赤く染まっている検体では菌体周囲が透明に抜けて見える．
- ●鑑別を要する菌
  α溶血性連鎖球菌（特に上皮混入の多い喀痰）
  リステリア（髄液）

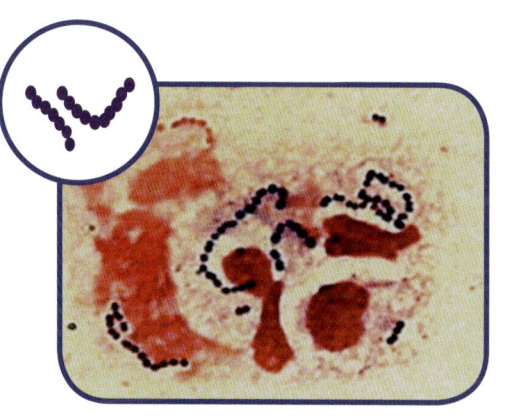

図3　A群連鎖球菌
（*Streptococcus pyogenes*）

長い連鎖（long chain）のグラム陽性球菌であるが，皮下膿瘍やリンパ節炎の穿刺液のような粘稠な検体中では小さな集塊となりまばらに存在することが多い．
- ●鑑別を要する菌
  α溶血性連鎖球菌
  その他のβ溶血性連鎖球菌
  ブドウ球菌やペプトストレプトコッカス（膿性穿刺液）

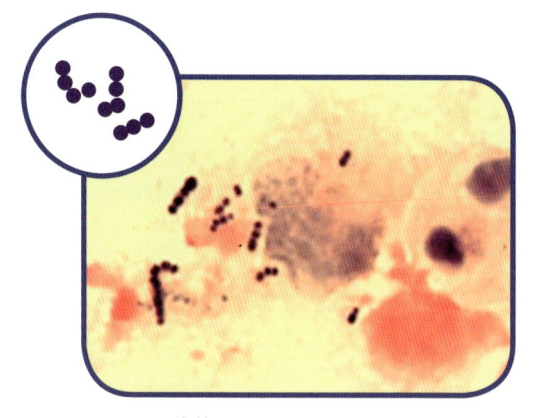

図4　腸球菌
（*Enterococcus faecalis*）

短い連鎖（short chain）のグラム陽性球菌である．連鎖球菌と比較すると，個々の球菌の大きさが均一でないことが多い．
- ●鑑別を要する菌
  肺炎球菌やその他の連鎖球菌

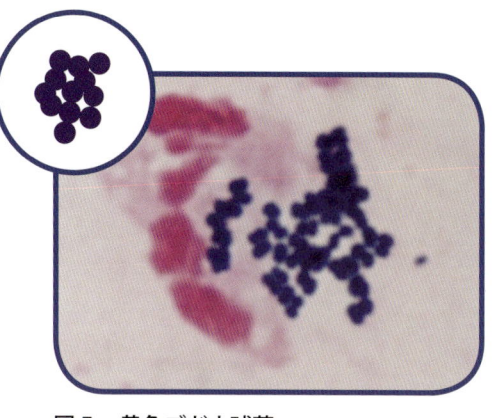

図5　黄色ブドウ球菌
（*Staphylococcus aureus*）

ブドウ状に集簇（cluster）するグラム陽性球菌．他のブドウ球菌と形態的な鑑別は難しい．MRSA（methicillin-resistant *S. aureus*）とMSSA（methicillin sensitive *S. aureus*）も形態的には区別がつかない．
- ●鑑別を要する菌
  表皮ブドウ球菌などその他のブドウ球菌（CNS）

カテゴリー❷　グラム陰性桿菌（Gram negative rods：GNR）

① 主に市中感染症の起炎菌となる GNR
 1）インフルエンザ菌（*Haemophilus influenzae*）（図6）
 2）大腸菌（*Escherichia coli*）（図7）
 3）クレブシエラ（*Klebsiella pneumoniae*）（図8）
 4）プロテウスミラビリス（*Proteus mirabilis*）

② 主に院内感染症の起炎菌となる GNR
 1）緑膿菌（***P****seudomonas aeruginosa*）（図9）　⎫
 2）セラチア（***S****erratia marcescens*）　　　　　　｜
 3）アシネトバクター（***A****cinetobacter baumannii*）（図10）　⎬ SPACE
 4）シトロバクター（***C****itrobacter freundii*）　　｜
 5）エンテロバクター（***E****nterobacter cloacae*）　⎭
 6）セパシア（*Burkholderia cepacia*）　　　　　　⎫ +α
 7）マルトフィリア（*Stenotrophomonas maltophilia*）（図11）　⎬
 8）プロテウスブルガリス（*Proteus vulgaris*）　　⎭

③ その他の GNR（市中の特徴ある感染症）
 1）キャンピロバクター（*Campylobacter* spp.）（図12）
 2）サルモネラ（*Salmonella* spp.）（図13）
 3）百日咳菌（*Bordetella pertussis*）（図14）
 4）ビブリオ（*Vibrio* spp.）
 その他，赤痢菌（*Shigella* spp.），エロモナス（*Aeromonas hydrophila*），
   ピロリ菌（*Helicobacter pylori*），バルトネラ（*Bartonella henselae*），
   パスツレラ（*Pasteurella multocida*），カプノサイトファーガ（*Capnocytophaga* spp.），
   エルシニア（*Yersinia* spp.）など

カテゴリーBのポイント！

- 主に市中感染症の起炎菌となるGNRと主に院内感染症の起炎菌となるGNR，その他のGNRの3つに大きく分類する
- 選択される抗菌薬は，基本的にはセフェム系抗菌薬である．感受性が確認できればアンピシリン（ABPC）などで治療できることもある（ただし，クレブシエラはABPCに自然耐性である）
- 市中感染の起炎菌は，そのほとんどが第3世代のセフェム系抗菌薬でカバーすることができる．院内感染の場合も第3世代セフェム系抗菌薬でカバーできることが多いが，緑膿菌に代表される耐性傾向の強い細菌（上記のSPACE＋α）の関与を十分に考慮する必要がある．グラム染色の所見や過去の検出菌を確認し，これらが起炎菌になっている可能性が高ければ，抗緑膿菌作用のあるペニシリン系抗菌薬（ピペラシリン）やセフェム系抗菌薬（セフタジジム，セフェピムなど），

カルバペネム系抗菌薬（メロペネムなど）の使用を検討する
- その他のGNRに属する細菌は，消化管感染症の起炎菌や動物との接触で感染する人獣共通感染症など特徴のある感染症の起炎菌である．グラム染色や詳細な病歴聴取などで診断が得られれば，抗菌薬の選択で難渋することはほとんどない

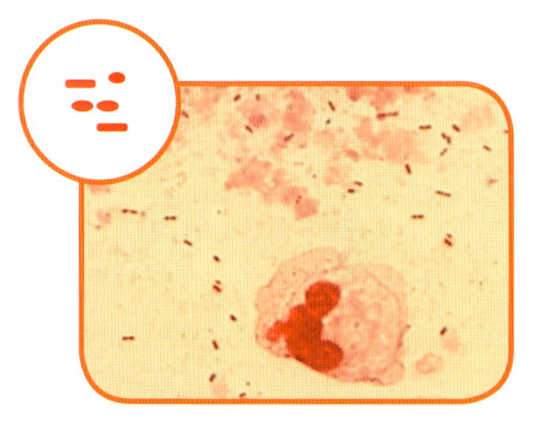

図6　インフルエンザ菌（*Haemophilus influenzae*）

グラム陰性桿菌であるが，小型で球菌様に見えることもあるため，球桿菌（coccobacillus）と呼ばれる．視野全体に星を散りばめたように分布することが多く，慣れていないと背景にまぎれて見落とすことがある．
- 鑑別を要する菌
  百日咳菌，パスツレラ

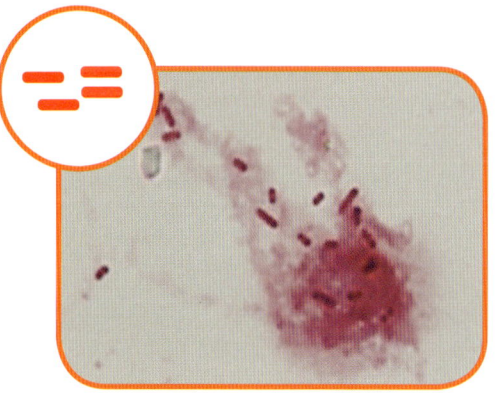

図7　大腸菌（*Escherichia coli*）

中型（middle size）のグラム陰性桿菌である．他の腸内細菌科の細菌と形態的な鑑別は困難である．腸内細菌科の細菌は，両端が濃く丸く染まるのが特徴である．
- 鑑別を要する菌
  他の腸内細菌科の細菌（クレブシエラやエンテロバクターなど）

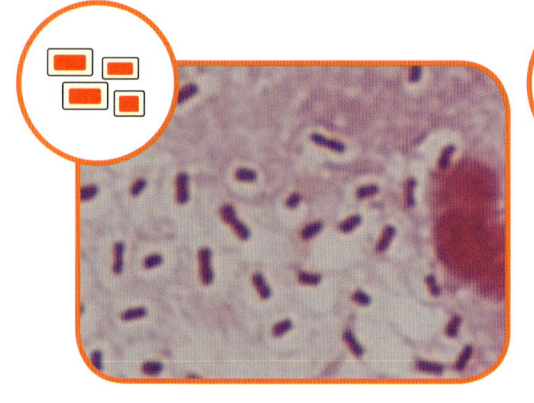

図8　クレブシエラ（*Klebsiella pneumoniae*）

太くて「ぼてっと」した大型（large size）のグラム陰性桿菌である．莢膜を有するため，周囲が抜けて見えることが特徴である．
- 鑑別を要する菌
  他の腸内細菌科の細菌（特に大腸菌）

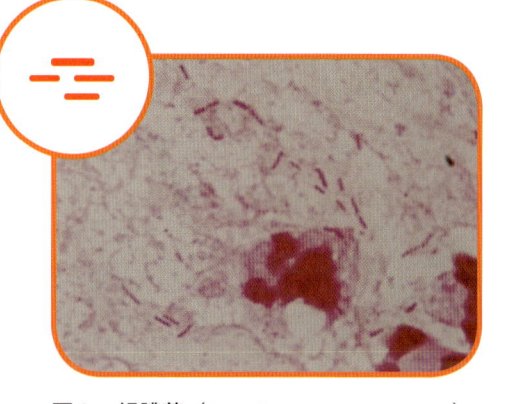

図9　緑膿菌（*Pseudomonas aeruginosa*）

細身で「ひょろっと」している小型（small size）のグラム陰性桿菌である．気道感染をくり返しているような患者では，菌体周囲に「ムコイド」と呼ばれる粘性物質を有する緑膿菌が定着していることがある．
- 鑑別を要する菌
  他のブドウ糖非発酵菌（特にマルトフィリアなど）
  腸内細菌科の細菌

4　グラム染色による起炎菌の分類

カテゴリー **B** グラム陰性桿菌（つづき）

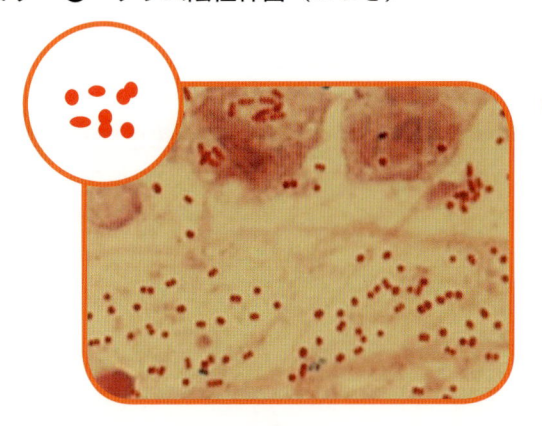

図10　アシネトバクター
（*Acinetobacter baumannii*）
小型のグラム陰性桿菌であるが，臨床検体ではモラキセラ カタラーリスと類似した双球菌（diplococcus）の形態をとることが多い．
●鑑別を要する菌
　モラキセラ カタラーリス，淋菌，髄膜炎菌
　口腔内に常在しているナイセリア属の細菌

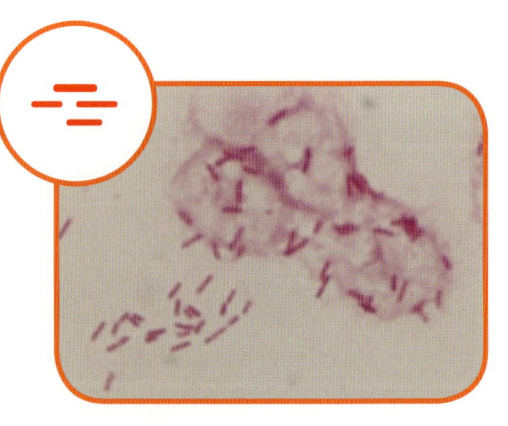

図11　マルトフィリア
（*Stenotrophomonas maltophilia*）
緑膿菌と同様に細身の「ひょろっと」した小型（small size）のグラム陰性桿菌である．緑膿菌と形態的な区別は困難である．
●鑑別を要する菌
　他のブドウ糖非発酵菌（特に緑膿菌など）
　腸内細菌科の細菌

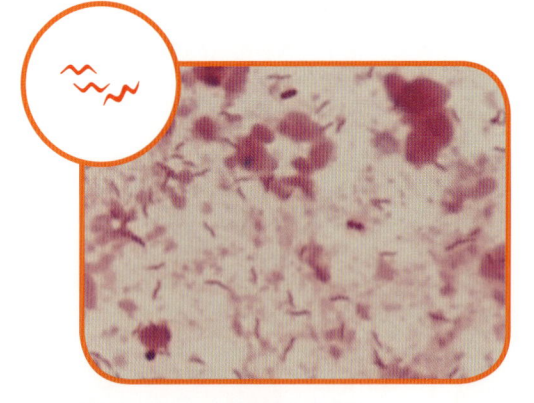

図12　キャンピロバクター
（*Campylobacter jejuni*）
小型のグラム陰性桿菌で，カモメの翼（gull wing）のような形態をしている．グラム染色では淡く染まるため，他の腸内細菌にまぎれて見逃してしまうこともある．
●鑑別を要する菌
　腸管内に常在する非病原性のスピロヘータ
　ピロリ菌

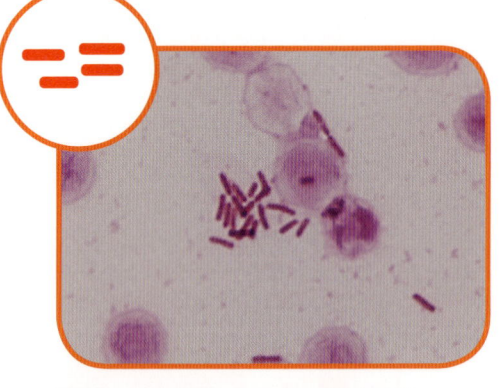

図13　チフス菌（*Salmonella* Typhi）
中型（middle size）のグラム陰性桿菌である．形態的には他の腸内細菌科との区別は困難である．
●鑑別を要する菌
　他の腸内細菌科の細菌（大腸菌やエンテロバクターなど）

図14　百日咳菌（*Bordetella pertussis*）
グラム陰性桿菌に分類されているが，インフルエンザ桿菌と同様に小型で球菌様に見えることから球桿菌（coccobacillus）と呼ばれる．
●鑑別を要する菌
　インフルエンザ菌，パスツレラ

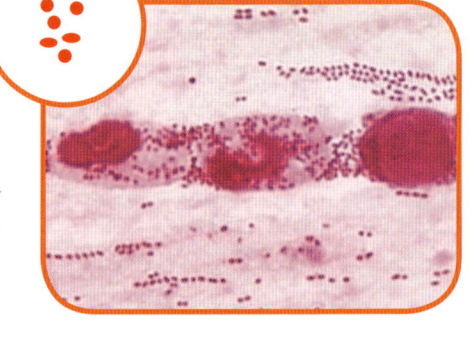

カテゴリー❻　グラム陽性桿菌（Gram positive rods：GPR）

1）クロストリジウム（*Clostridium* spp.）
　ボツリヌス菌（*C. botulinum*），クロストリジウム ディフィシレ（*C. difficile*）（図15）
　ガス壊疽菌（*C. perfringens*），破傷風菌（*C. tetani*）
2）コリネバクテリウム（*Corynebacterium* spp.）（図16）
3）リステリア（*Listeria monocytogenes*）（図17）
4）アクチノマイセス（*Actinomyces* spp.）（図18）
5）ノカルジア（*Nocardia* spp.）（図19）
6）バチルス（*Bacillus* spp.）
＊番外としてカンジダ（*Candida albicans*）（図20）

カテゴリーCのポイント！

- それぞれ特徴のある形態をしており，グラム染色による診断がある程度可能だが，日常診療で遭遇する機会はGPCやGNRに比べると極端に少ない
- 選択される抗菌薬はペニシリン系抗菌薬（特にペニシリンGカリウム）かバンコマイシン（VCM）が中心である
- コリネバクテリウムやリステリア，ノカルジアは免疫能（特に細胞性免疫）が低下した患者で起炎菌になることが多い

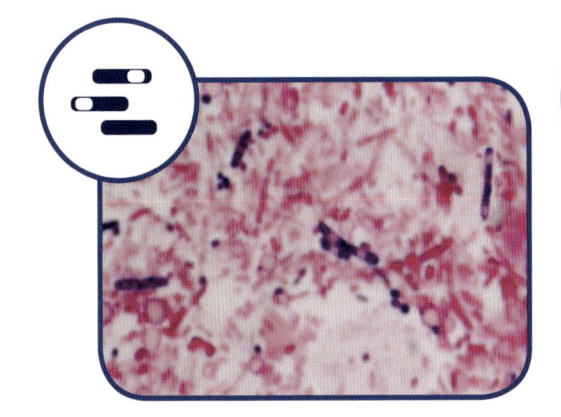

図15　クロストリジウム ディフィシレ（*Clostridium difficile*）
棍棒状のグラム陽性桿菌である．菌体内部の淡く抜けている部分は芽胞（spore）である．
●鑑別を要する菌
　他のクロストリジウム属の細菌（ボツリヌス菌など）
　バチルス

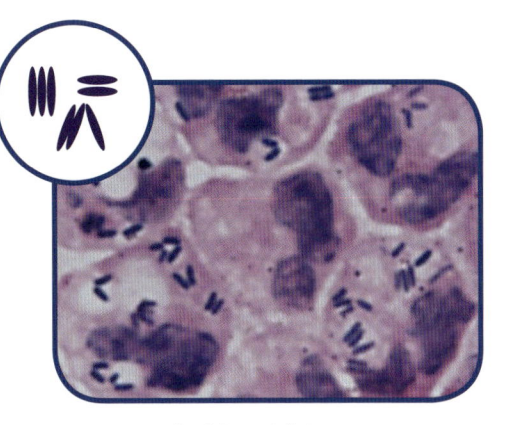

図16　コリネバクテリウム（*Corynebacterium* sp.）
両端がやや丸みがかったグラム陽性桿菌．柵状，ハの字状に集塊をなしていることが多い．
●鑑別を要する菌
　クロストリジウム属の細菌（ボツリヌス菌など）
　バチルス，アクネ菌

4　グラム染色による起炎菌の分類

カテゴリー C　グラム陽性桿菌（つづき）

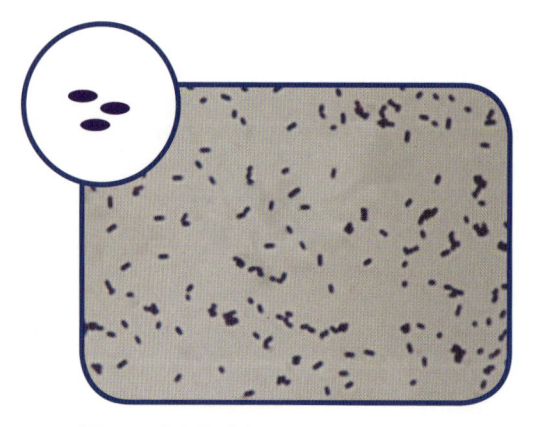

図17　リステリア（*Listeria monocytogenes*）
やや短めのグラム陽性桿菌．髄液などの検体では脱色が強いとグラム陰性桿菌と間違えることがある．
● 鑑別を要する菌
　肺炎球菌

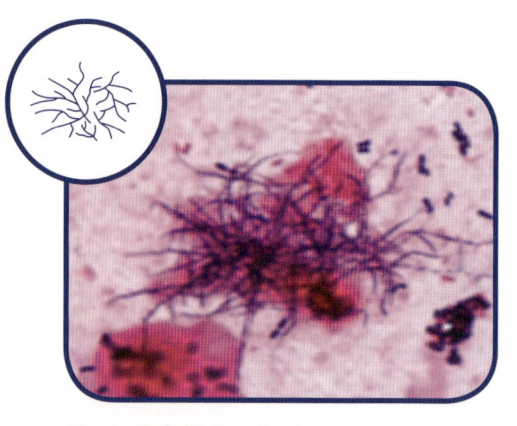

図18　アクチノマイセス（*Actinomyces israelii*）
細く長く分岐（filamentous）しているグラム陽性桿菌である．ノカルジアと形態的な鑑別は困難である．
● 鑑別を要する菌
　ノカルジア

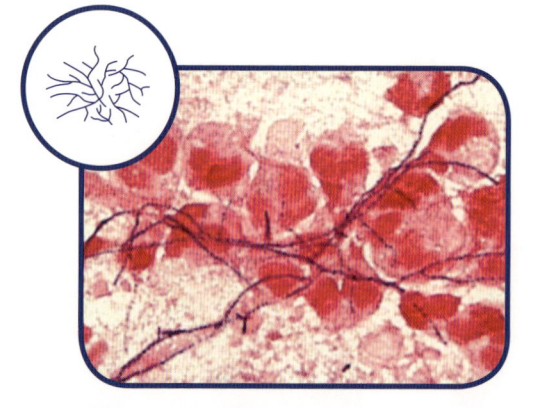

図19　ノカルジア（*Nocardia asteroides*）
細く長く分岐（filamentous）しているグラム陽性桿菌である．アクチノマイセスとは形態的な鑑別は困難であるが，本菌は弱抗酸性を有するため，脱色を弱めた抗酸菌染色〔キニヨン（Kinyoun）染色〕で赤色に染まる．
● 鑑別を要する菌
　アクチノマイセス

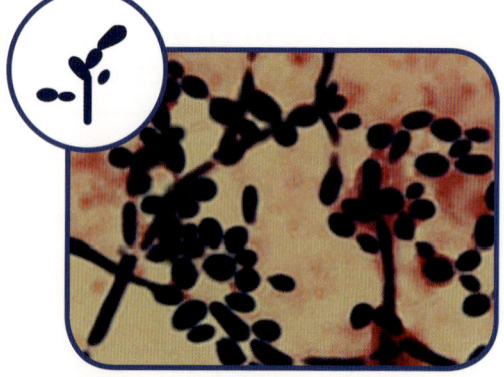

図20　カンジダ（*Candida albicans*）
グラム染色で陽性に染まる真菌．サイズは一般のグラム陽性菌と比べてかなり大きい（giant size）．活発に増殖しているときは，図のように出芽（budding）している所見が確認される．
＊細菌ではなく真菌だが，日常診療で遭遇する頻度が多く，グラム染色で陽性に染まることから掲載した．

カテゴリー D　グラム陰性球菌（Gram negative cocci：GNC）

1）モラキセラ カタラーリス（*Moraxella catarrhalis*）（図21）
2）髄膜炎菌（*Neisseria meningitidis*）
3）淋菌（*Neisseria gonorrhoeae*）

> **カテゴリーDのポイント！**
>
> - GNC のカテゴリーに属する細菌は，身体に常在するナイセリア属（*Neisseria* spp.）の細菌を含め形態的に区別することは困難であるが，検体が得られた部位を考慮することで診断することができる
> - モラキセラ カタラーリスはほとんどの株がβ–ラクタマーゼを産生するため，β–ラクタマーゼ阻害薬配合のペニシリン系抗菌薬かセフェム系抗菌薬を選択する
> - 淋菌や髄膜炎菌はペニシリン系抗菌薬に耐性化が進んでおり，第3世代セフェム系抗菌薬が第一選択となる

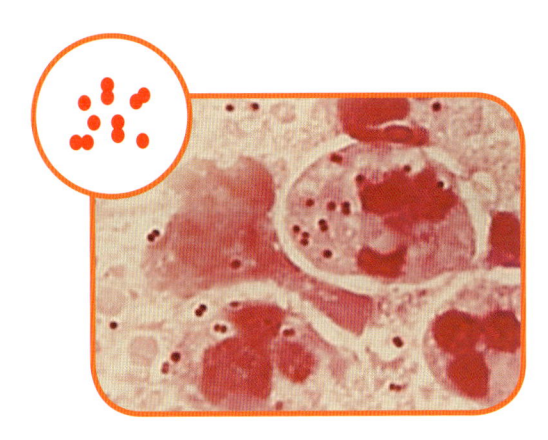

図21　モラキセラ カタラーリス（*Moraxella catarrhalis*）
短軸方向で双球菌（diplococcus）の形態をとるグラム陰性球菌．起炎菌である場合，貪食が容易に確認される．
●鑑別を要する菌
　口腔内に常在しているナイセリア属の細菌
　アシネトバクター，淋菌，髄膜炎菌

カテゴリー❸　横隔膜より上に常在する嫌気性菌（anaerobes of upper diaphragm）
1）ペプトストレプトコッカス（*Peptostreptococcus* spp.）
2）プレボテラ（*Prevotella* spp.）
3）フソバクテリウム（*Fusobacterium* spp.）（図22）

> **カテゴリーEのポイント！**
>
> - 横隔膜より上の領域（主に口腔内）に常在する嫌気性菌が含まれる（GPCないしGNR）
> - このうち主要な起炎菌であるペプトストレプトコッカス（GPC）はペニシリンGカリウムが第一選択となる（β–ラクタマーゼを産生しない）が，プレボテラ（GNR）やフソバクテリウム（GNR）はペニシリン耐性株（β–ラクタマーゼを産生する）が増えていることに注意する
> - 主に誤嚥性肺炎や膿胸，皮下膿瘍などの起炎菌となるが，通常は好気性菌との混合感染であり，グラム染色では polymicrobial pattern を呈する

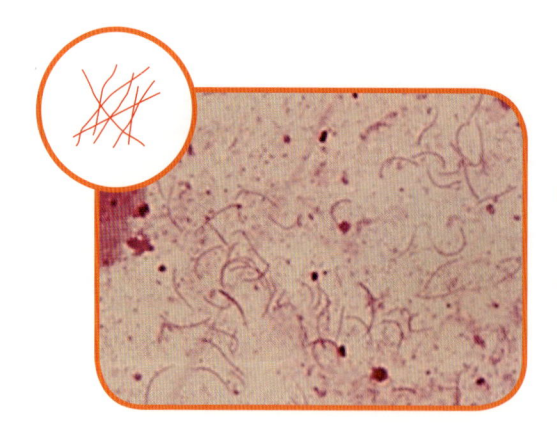

図22 フソバクテリウム
（*Fusobacterium nucleatum*）
フィラメント状の細いグラム陰性桿菌．
● 鑑別を要する菌
　カプノサイトファーガ
　口腔内などに常在しているスピロヘータ
　抗菌薬が作用し伸長したグラム陰性桿菌
　線毛上皮細胞から脱落した線毛

カテゴリー F　横隔膜より下に常在する嫌気性菌（anaerobes of lower diaphragm）

1）バクテロイデス（*Bacteroides* spp.）（図23）
2）クロストリジウム（*Clostridium* spp.）

カテゴリー F のポイント！

- 横隔膜より下の領域（主に腸管内）に常在する嫌気性菌が含まれる（GNR ないし GPR）
- 主要な細菌はバクテロイデス フラジリスであり，必ずこの菌をカバーしなければならない．β-ラクタマーゼを産生するためペニシリンGカリウムを用いることはできず，β-ラクタマーゼ阻害薬配合のペニシリンやメトロニダゾール，カルバペネム系抗菌薬などを選択する（嫌気性菌に抗菌力があるとされるクリンダマイシン（CLDM）も耐性株が増えてきているため使いづらい）

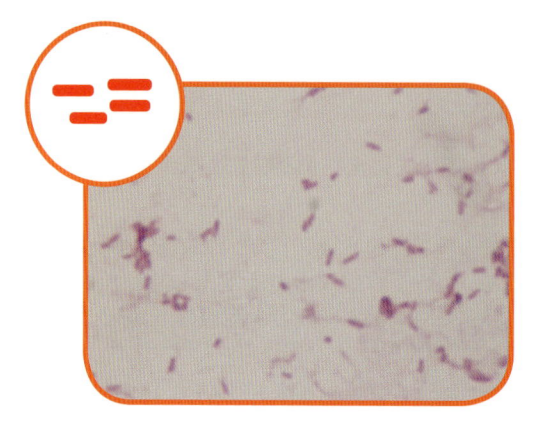

図23 バクテロイデス（*Bacteroides fragilis*）
小型～中型の不定形（球桿菌の形態をとることもある）グラム陰性桿菌．グラム陰性に淡く染色される．
● 鑑別を要する菌
　腸内細菌科の細菌（大腸菌やエンテロバクターなど）

カテゴリー G　抗酸菌（Mycobacteria）

1) 結核菌（*Mycobacterium tuberculosis*）（図24）
2) 非結核性抗酸菌（Non-tuberculous mycobacteria, NTM）
   M. avium-intracellulare complex（MAC）
   M. kansasii
   その他，*M. marinum*，*M. abscessus*，*M. fortuitum* など

> **カテゴリーGのポイント！**
> - 抗酸菌感染症では，基本的に多剤併用療法が必要である．NTMでは標準的な治療法がなかったり，あっても十分な効果が得られなかったりするため，手術による病変切除が必要とされることがある
> - 一部の菌種（*M. kansasii*など）を除き，形態的に結核菌とNTMを区別することは難しい
> - 結核菌はヒトからヒトへ感染するが，NTMはヒト－ヒト感染はないとされる

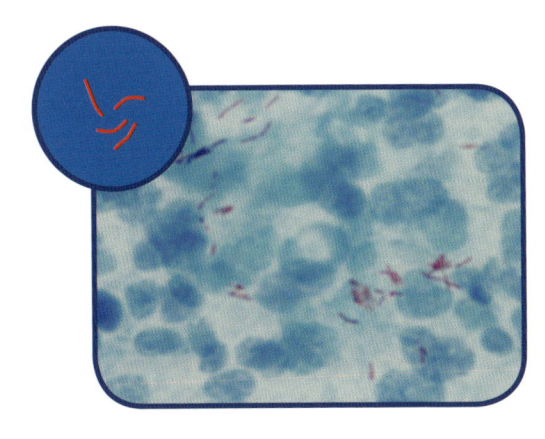

図24　結核菌（*Mycobacterium tuberculosis*）
グラム染色では染色されにくいグラム陽性桿菌（数珠状に染色される）．図はチール・ネルゼン（Ziehl-Neelsen）染色で赤色に染まった結核菌．
●鑑別を要する菌
　α連鎖球菌などの小型の連鎖球菌（グラム染色）
　非結核性抗酸菌（抗酸菌染色）

カテゴリー H　非定型細菌（atypical bacteria）

1) マイコプラズマ（*Mycoplasma* spp.）
2) クラミドフィラ／クラミジア（*Chlamydophila*／*Chlamydia* spp.）
3) リケッチア（*Rickettsia* spp.）
4) レジオネラ（*Legionella pneumophila*）（図25）

> **カテゴリーHのポイント！**
> - グラム染色で染色されない，β-ラクタム系抗菌薬が無効といった共通する特徴をもつ

- 培養には特殊な条件（専用の培地など）が必要であり，診断は血清学的な手法を用いて行われることが多い
- 治療薬にはマクロライド系抗菌薬，テトラサイクリン系抗菌薬，ニューキノロン系抗菌薬が選択される

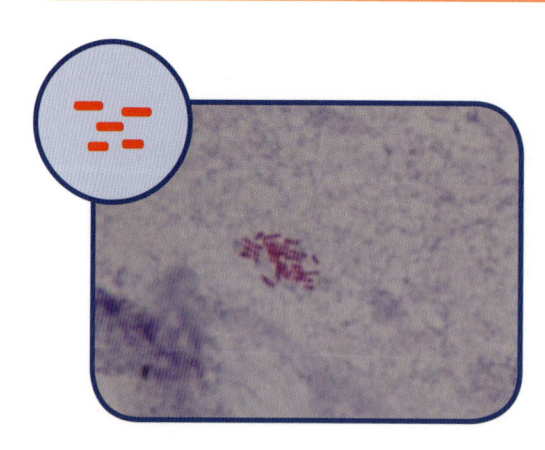

図25 レジオネラ（*Legionella pneumophila*）
グラム染色では染色されにくいグラム陰性桿菌．図はヒメネス（Gimenez）染色で赤色に染まったレジオネラ．
● 鑑別を要する菌
　中型〜小型のグラム陰性桿菌

カテゴリー❶　スピロヘータ（Spirochaeta）

1) 梅毒トレポネーマ（*Treponema pallidum*）
2) レプトスピラ（*Leptospira interrogans*）（図26）
3) ボレリア（*Borrelia* spp.）

カテゴリーⅠのポイント！
- らせん状の細長い細菌で，グラム染色で染色されないことが共通の特徴である
- 治療薬にはペニシリンGカリウムやテトラサイクリン系抗菌薬が選択される

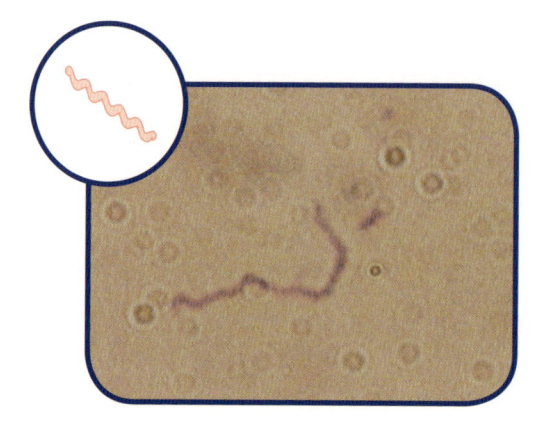

図26 レプトスピラ（*Leptospira interrogans*）
グラム染色では染色されにくいグラム陰性のらせん状の細菌．図はギムザ（Giemsa）染色で淡く赤色に染まったレプトスピラ（図は琉球大学医学部附属病院臨床検査部　仲宗根 勇先生のご厚意による）．
● 鑑別を要する菌
　ボレリアなど他のスピロヘータ

●まとめ

　グラム染色の所見と抗菌薬の選択を中心とした臨床的な細菌の分類を解説しました．総論的な内容になってしまったため，細かい抗菌薬の選択や例外的な振る舞いをする細菌については情報不足であることは否めませんが，これらの基本的な分類を押さえておけば応用を加えることはそう難しくないと思います．日常診療で感染症に遭遇した際には，グラム染色を行って起炎菌を推定し，それがどのカテゴリーに属するのかぜひとも確認してください．そして行間を埋めるように，自分なりにカテゴリーを整理していけば，おのずと細菌と抗菌薬の選択についての理解が深まっていくと思います．

参考文献

1）「臨床細菌学ガイド —合理的な化学療法のために—」（中村 功/著），永井書店，2003
2）「レジデントのための感染症診療マニュアル 第2版」（青木 眞/著），医学書院，2008
3）「感染症入門レクチャーノーツ」（大野博司/著），医学書院，2001
4）「臨床微生物ハンドブック —微生物から病態まで—」（光山正男，島田甚五郎/監），医薬ジャーナル社，2002
5）DIRECT SMEAR ATLAS – A Monograph of Gram-Stained Preparations of Clinical Specimens –. (Marler, L. M., et al.), Lippincott Williams & Wilkins, 2001

Part 1 基本編

5 グラム染色以外の簡便かつ有用な染色法

●はじめに

　グラム染色以外にも，主治医自ら簡便に行うことができ有用な情報が得られる以下のような染色法があります．疑っている疾患に応じて，適宜グラム染色に追加して行ってみましょう．

① 抗酸菌染色（図1）

　結核菌や非結核性抗酸菌を検出する染色法で，チール・ネルゼン（Ziehl-Neelsen）染色がその代表です．細胞や背景は青く，菌体は赤色に染色されます．染色所見で結核菌とMAC（*Mycobacterium avium-intracellulare* complex）を区別することは困難ですが，非結核性抗酸菌のなかでMACの次に分離頻度の高い *M. kansasii* は数珠状に細長く染色されるという特徴があるため，ある程度鑑別することが可能です．

　なお，臨床的に肺結核が強く疑われる場合には，検体の採取や塗抹標本作製にあたって十分な感染対策（N95マスクの着用，安全キャビネットの使用など）を実施し，不用意に結核菌に曝露されないよう細心の注意を払いましょう（Part 2 実践編「2. 呼吸器感染症－市中肺炎2」p.72も参照）．

チール・ネルゼン染色の手順

① スライドグラスに検体の塗抹を作成後，火炎固定する（火の中を2～3回通す）
② 石炭酸フクシン液（赤）をかけ，アルコールランプで軽く湯気が立つまで加温する
③ 石炭酸フクシン液が沸騰しない程度に何度か加温し，その後5～10分ほど放置
④ 水洗後，3％塩酸アルコールにて脱色する
⑤ 水洗
⑥ メチレンブルー液（10倍希釈液）で30秒ほど後染色する
⑦ 水洗後，乾燥させて検鏡する

チール・ネルゼン染色で赤く染まった結核菌

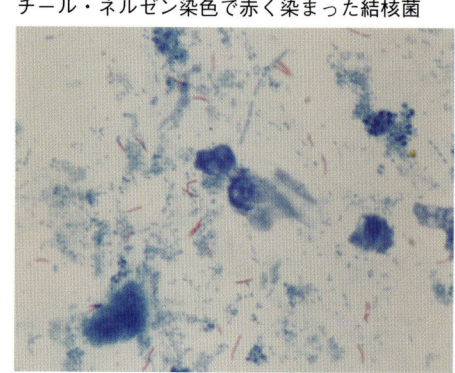

図1　抗酸菌染色（Ziehl-Neelsen染色）

❷ メチレンブルー染色（図2）

　細菌は（グラム陽性菌も陰性菌も）「青色」に染まり，細胞の核などの構造物も鮮明に「青色」に染まります．グラム染色と比較するとモノトーンな染色となりますが，顆粒などのアーチファクトを生じないため，髄液や尿中の細菌を検出したり，便中の白血球を検出したりする際に用いることがあります．グラム染色がアーチファクトを生じやすく"dirty stain"と呼ばれるのに対して，メチレンブルー染色は"clean stain"と呼ばれています．

メチレンブルー染色の手順
① スライドグラスに検体の塗抹を作成する
② **メチレンブルー液**で30～60秒ほど染色する
③ 水洗後，乾燥させて検鏡する

メチレンブルー染色で染め出された好中球

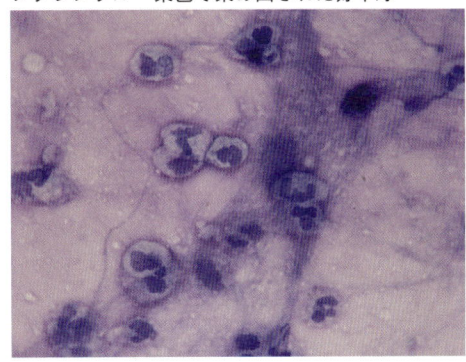

図2　メチレンブルー染色

❸ Diff-Quik® 染色（図3）

　血球塗抹検査に汎用されるメイ・ギムザ染色の迅速簡易法です．呼吸器・感染症診療においては，ニューモシスチス肺炎を疑って気管支肺胞洗浄を行った際に，洗浄液中に存在するニューモシスチス イロベッチー（*Pneumocystis jirovecii*）を検出するのに用いられます．栄養体は紫色に点状に染色され，囊子は円形に抜けて見えるのが特徴です．

Diff-Quik®染色の手順
① スライドグラスに検体の塗抹を作成する
　（対象検体はほとんどの場合，BAL液や血液塗抹標本である）
② 固定液に30秒程度浸し固定する
③ Ⅰ液にスライドを20回程度出し入れする
　（1秒間に1回程度の間隔で）
④ Ⅱ液にスライドを10回程度出し入れする
　（間隔は④と同様）
⑤ 水洗後，乾燥させて検鏡する

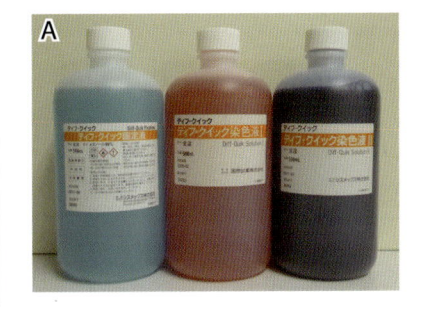

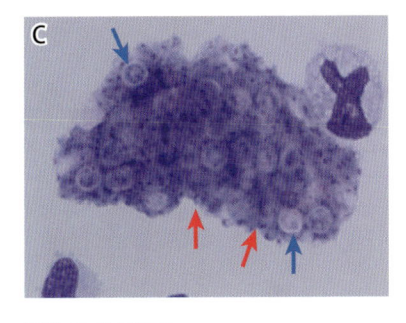

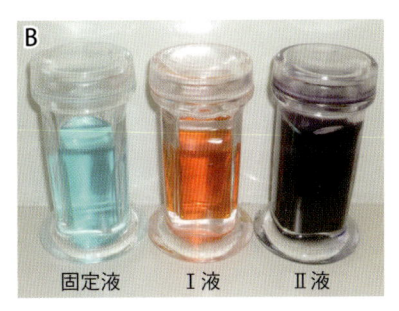

図3　Diff-Quik® 染色
A) ディフ・クイック®（シスメックス株式会社）　購入日：2009年．
B) 固定液・染色液はこのような容器に入れて使用する．
C) *Pneumocystis jirovecii* の菌体〔栄養体は紫色に点状に染まり（→），囊子は円形に抜けて見える（→）〕．

5　グラム染色以外の簡便かつ有用な染色法　63

好酸球染色の手順

① スライドグラスに検体の塗抹を作成する
② エオジノステイン液を十分量垂らし，30～45秒間放置する（塗沫が厚い場合にはさらに数分間放置する）
③ 蒸留水を数滴添加し，30秒間染色する
④ 蒸留水で洗浄後，メタノールで洗浄する（メタノールで脱色し過ぎると好中球の原形質がピンク色になり，好酸球との鑑別が難しくなるので注意する）
⑤ 乾燥後検鏡する

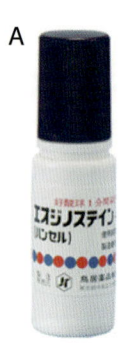

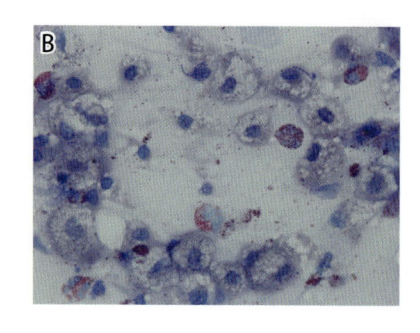

図4　好酸球染色（Hansel染色）

A）写真はエオジノステイン®-トリイ-　鳥居薬品株式会社ホームページより転載．
B）細胞質の中の顆粒が赤く染まっている細胞が好酸球（低倍率だと細胞質全体が染まるように見える）．

墨汁法の手順

① スライドグラスに遠沈した検体（髄液やBAL液）を1滴垂らす
② その上に墨汁を1滴垂らし，スライドを軽く揺らして検体と混和させる（またはカバーグラスの角を利用して混和する）
③ カバーグラスを被せたのち観察する

＊スピッツ内であらかじめ検体と墨汁を混ぜ合わせてスライドグラスに垂らしてもよい

図5　墨汁法

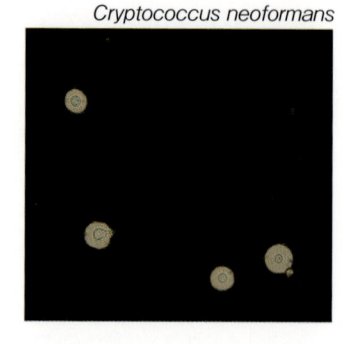

4 好酸球染色（Hansel染色）（図4）

喀痰や鼻汁中に含まれる好酸球を検出する染色法で，エオジノステイン®として市販されています．青色の背景に好酸球の顆粒が赤色に染色されるのが特徴です．気管支喘息やアレルギー性鼻炎，寄生虫疾患などの好酸球が関与する疾患で有用です．

5 墨汁法（図5）

喀痰や気管支肺胞洗浄液，髄液などに存在するクリプトコッカス ネオフォルマンス（*Cryptococcus neoformans*）を検出する方法です．クリプトコッカスの莢膜が墨汁をはじくことで菌体周囲に透明帯が認められるもので，菌体や莢膜自体が染色されるものではないことに注意してください（そのため「墨汁染色」ではなく「墨汁法」と表記しています）．

実践編 Part 2

1 呼吸器感染症―市中肺炎① ……… *66*
2 呼吸器感染症―市中肺炎② ……… *72*
3 呼吸器感染症―院内肺炎 ……… *80*
4 尿路感染症 ……… *88*
5 腸管感染症 ……… *99*
6 血流感染症 ……… *107*
7 皮膚・軟部組織感染症① ……… *116*
8 皮膚・軟部組織感染症② ……… *122*
9 皮膚・軟部組織感染症③ ……… *127*
10 中枢神経感染症 ……… *135*

Part 2 実践編

1 呼吸器感染症 ─市中肺炎①
学ぼう！喀痰を見るための基本的な知識

● はじめに

　ここから実践編として，感染症の症例を通して実際の診療でグラム染色をどう活かすのかを見ていきましょう．これまで経験したもしくはこれから経験するであろう場面を思い浮かべて読み進めてください．ここでは，グラム染色をする機会の多い市中肺炎にアプローチしてみましょう．

症例 1

【症　例】76歳，男性．
【主　訴】2日前から続く湿性咳嗽と悪寒戦慄を伴う発熱．
【既往歴】肺気腫，狭心症（冠動脈バイパス術後），ペースメーカー留置後．
【現病歴】上記の既往症で当院呼吸器内科と心臓外科へ定期通院していた．受診の2日前から湿性咳嗽が出現し，前日には悪寒戦慄を伴う39℃台の発熱を認めた．市販の感冒薬を内服しても症状が改善しないため救急外来を受診した．
【身体所見】意識は清明だが表情はやや苦悶様．血圧142/96 mmHg，脈拍96回/分，呼吸数24回/分，体温38.2℃，SpO$_2$ 90％（room air）．胸鎖乳突筋の肥大と吸気時の鎖骨上窩の陥凹，呼気の延長といった肺気腫に特徴的な所見を認める．呼吸音は全体的に聴取されにくいが，右前胸部でラ音（holo inspiratory crackle）を聴取した．

❶ まずは「適切な検体」を得ることからはじめよう！

　さあ，このような患者さんが受診されたら，あなたなら次にどのようなアプローチをするでしょうか．ほとんどの皆さんが，肺炎を疑って血液検査と胸部X線写真をオーダーするのではないでしょうか．いずれも肺炎の診断に欠かせない検査であることに異論はありませんが，肺でくり広げられている起炎菌と生体のせめぎあいを間接的に見ているに過ぎません．感染症の現場を直接観察するために，まずは喀痰を採取してグラム染色をしてみましょう．実は，この証拠（＝検体）を採取するという当たり前のプロセスが，臨床の場ではおろそかにされていることをよく目にします．証拠がなければ，容疑者を捕まえても犯人（＝起炎菌）と断定することはできませんし，事件が迷宮入りしてしまう（＝診断がつかない）可能性もあります．感染

症を疑ったら，第一に検体を採取することを考えましょう．「痰は出せません」という患者さんの言葉ですぐ諦めてしまうようではいけません．

> **エッセンス ①**
> ・感染症診療では検体を得る努力がとても大切．患者さんに協力を仰ぎ，それでも検体が得られないときにはこちらから積極的に採りにいこう
>
> **エッセンス ②**
> ・グラム染色は「感染症の現場（起炎菌と生体のせめぎあい）を直接見る」ことができる有用なツールであると認識しよう

症例 1（つづき）

患者さんは湿性咳嗽を訴えていたにもかかわらず，受診時には喀痰が十分に出せなかった．そこで，十分にうがいをしてもらい，ネブライザーを用いて高張食塩水（3％NaCl）を吸入してもらったところ，**Miller & Jones分類**（表1）で**P3**の茶褐色痰が得られた．グラム染色では，**Geckler分類**（表2）で**5群**であり，図1に示すように多数のグラム陽性双球菌が確認された．胸部X線写真（図2）では，右の中下肺野に浸潤影が確認され（図2 ➡），血液検査ではWBC 12,000/μL，CRP 12.5 mg/dLと炎症反応の上昇を認めた．

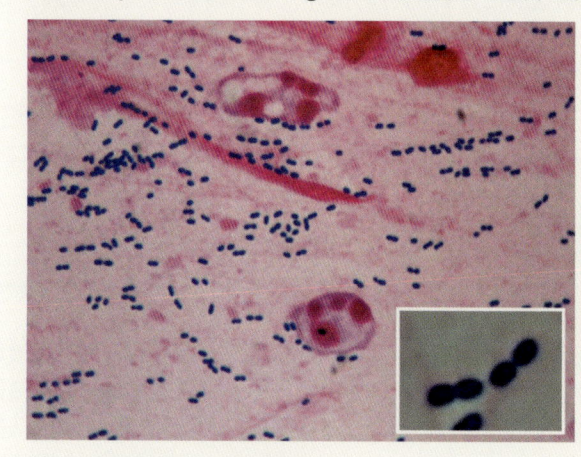

図1 喀痰のグラム染色所見
多数のグラム陽性双球菌がみられる（右下は拡大図）．

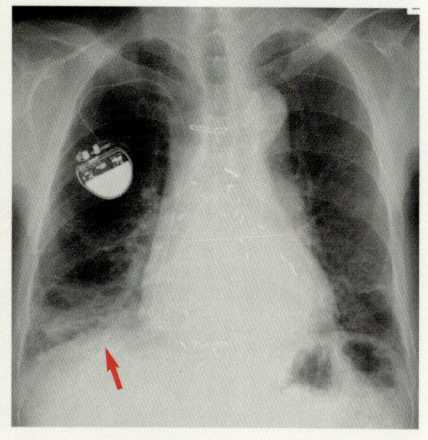

図2 胸部X線写真
右中下肺野に浸潤影を認める．

❷ 喀痰を客観的に評価するための分類を知っておこう！

グラム染色では，まず検体の肉眼的な評価を行い，適切な部位を選んで染色する必要があります．喀痰の場合，肉眼的な所見は**Miller & Jones分類**（表1）で評価され，具体的には粘性（M：mucoid）と膿性（P：purulent）で5段階に分類します．もちろん膿性成分が多いほど，その検体に含まれる好中球や起炎菌が多いと考えられるため，できるだけP痰を得るように努力しましょう．本症例ではネブライザーをすることで膿性の喀痰が得られましたが，それでも

1 呼吸器感染症—市中肺炎① 67

表1　Miller & Jones 分類

表記	性状
M1	唾液，粘性成分のみの痰
M2	粘性痰の中に少量の膿性部分が見られる痰
P1	膿性痰が全体の1/3以下の痰
P2	膿性痰が全体の1/3～2/3の痰
P3	膿性痰が全体の2/3以上の痰

M：mucoid（粘性）　P：purulent（膿性）
文献1より作成.

表2　Geckler 分類

群	好中球数	扁平上皮細胞数
1	<10	>25
2	10～25	>25
3	>25	>25
4	>25	10～25
5	>25	<10
6	<25	<25

細胞数/1視野（100倍）
文献2より作成.

得られなかった場合には吸引チューブを用いた検体採取やタッピング（排痰を促すために胸や背中を叩く）なども考慮します．

さて次に行うべきは，得られた検体が実際に肺炎という炎症の場を適切に表しているかどうかの評価です．喀痰の場合，**Geckler**分類（**表2**）（Geckler & Gremillion の分類と呼ばれることもあります）で評価します．これは唾液混入の程度を扁平上皮細胞の数で表し，炎症の程度を好中球の数で表すものです．4群ないし5群の喀痰，すなわち唾液の混入が少なく好中球数の多い検体が評価に値する喀痰です（痰を出す前に数回うがいをするだけで，扁平上皮や口腔内常在菌の混入を最小限にすることができます）．いずれの分類もそれほど複雑なものではありませんが，喀痰の性状を客観的に表す「共通言語」であるのでぜひ覚えておきましょう．覚えられないというあなたは，コピーしてメモ帳にでも張り付けておくとよいでしょう．

エッセンス❸
・得られた喀痰は肉眼的（Miller & Jones 分類），顕微鏡的（Geckler 分類）に評価しよう

症例❶（つづき）

患者さんはグラム染色の所見を踏まえ肺炎球菌性肺炎と診断された．喀痰培養，血液培養を提出した後にアンピシリン（ABPC）1回2g 1日4回を開始したところ，翌日からは解熱傾向となり，呼吸数やSpO₂の値も改善していった．入院時には酸素投与も必要であったが，入院4日目には酸素投与なしで過ごせるようになった．喀痰培養ではペニシリン低感受性の肺炎球菌（penicillin-intermediate *Streptococcus pneumoniae*：PISP）が同定され，血液培養は陰性であった．入院7日目より経口のアモキシシリン（AMPC）1回250 mg 1日4回へ切り替え退院となった．

❸ 主要な起炎菌のグラム染色所見を押さえよう！

グラム染色で認められた菌は肺炎球菌*Streptococcus pneumoniae*でした．肺炎球菌はグラム陽性のやや楕円形の球菌で，長軸方向で並んだ形で存在するためグラム陽性双球菌Gram positive diplococcusと表現されます．莢膜を有して白血球の貪食に抵抗するため，菌量が多い場合でも貪食像を見つけるのが意外と難しい菌です．口腔内に常在する連鎖球菌と形態上の

表3 グラム染色による細菌の分類

グラム陽性球菌 GPC (Gram positive cocci)	グラム陰性球菌 GNC (Gram negative cocci)
グラム陽性桿菌 GPR (Gram positive rods)	グラム陰性桿菌 GNR (Gram negative rods)
その他の細菌 (グラム染色で染色されない非定型菌や抗酸菌など)	

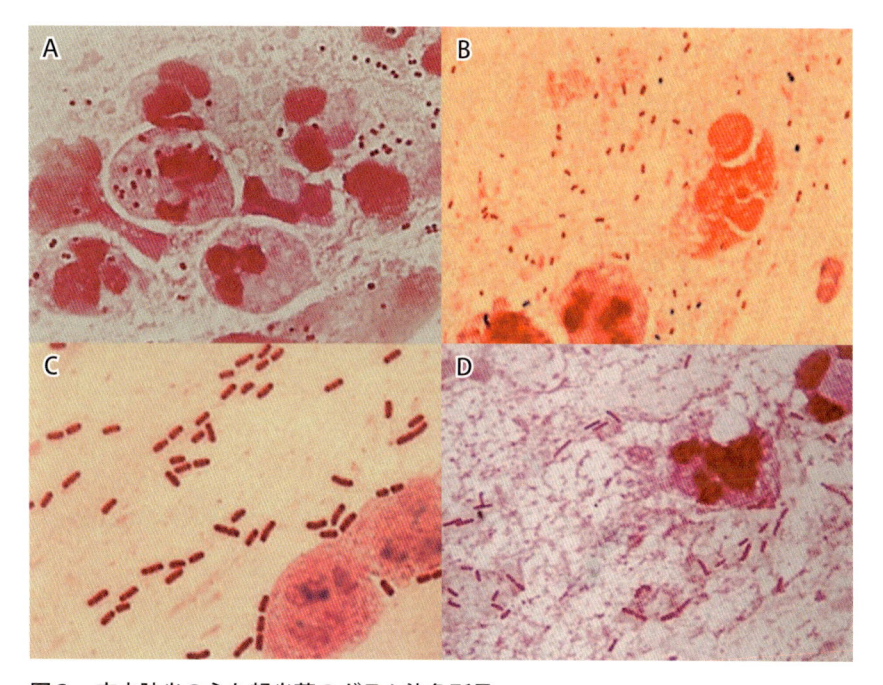

図3 市中肺炎の主な起炎菌のグラム染色所見
　A) モラキセラ カタラーリス　*Moraxella catarrhalis*
　B) インフルエンザ菌　*Haemophilus influenzae*
　C) クレブシエラ ニューモニエ　*Klebsiella pneumoniae*
　D) 緑膿菌　*Pseudomonas aeruginosa*
　注：緑膿菌は慢性の呼吸器疾患や免疫不全者などで起炎菌になることがある．

区別はつきにくいため，特に上皮の混入が多い喀痰では注意が必要です．
　さて，ここで市中肺炎の起炎菌をグラム染色の所見で整理してみましょう．グラム染色では細菌を大きく4つのカテゴリーに分類します（表3）．そのなかで，市中肺炎の起炎菌は主にグラム陽性球菌（GPC），グラム陰性球菌（GNC），グラム陰性桿菌（GNR）に該当します．すなわち肺炎球菌はGPC，モラキセラはGNC，インフルエンザ菌やクレブシエラ，緑膿菌はGNRに分類されます．それぞれ特徴的な形態や大きさをしているので，今回で覚えてしまいましょう（図3）．モラキセラとインフルエンザ菌は区別がつきにくいこともありますが，モラキセラは双球菌の形態でサイズが均一であるのに対し，インフルエンザ菌は一見GNCに間違われることがある小型のGNRでサイズは不均一です（球桿菌 coccobacillus と表現されま

1　呼吸器感染症—市中肺炎①　　69

す）．クレブシエラは大型のGNRで，いかにも桿菌という感じの「ぼてっと」した形態です．莢膜を有するため菌体周囲が抜けて見えるのも特徴です．一方緑膿菌はやや小型のGNRであり「ひょろっと」した形態が特徴です．慢性気道感染をもつ患者さんからはムコイド型と呼ばれる周囲に粘性物質を伴った緑膿菌が検出されることもあります．

　治療開始前にこれらの起炎菌を推定することができれば，適切な抗菌薬，すなわち感受性があり，かつよりスペクトラムの狭い抗菌薬を選択することができます．また起炎菌が十分に推定できず，スペクトラムの広い抗菌薬を選択せざるを得ない場合でも，適切な検体を培養検査に提出しておけば，後日起炎菌が判明した際に抗菌薬を de-escalation（より狭いスペクトラムの抗菌薬へ変更）することが可能となります．これは呼吸器感染症だけでなくすべての臓器の感染症に共通のセオリーです．

最終診断：ペニシリン低感受性の肺炎球菌（penicillin-intermediate *Streptococcus pneumoniae*）による肺炎

エッセンス 4

- 市中肺炎の主要な菌のグラム染色パターンを覚え，起炎菌を推定しよう．そして，治療開始後は必ず答え合わせ（培養結果との照らし合わせ）をしよう

●まとめ

　グラム染色では，①適切な検体を採取すること，②グラム染色を行う前に起炎菌を予測しておくことが重要です．肺炎の場合，喀痰を採取するのはさほど難しくないように思えるかもしれませんが，高齢者であったり脱水があったりすると良質な検体の採取は思いのほか難しいことがあります．また，あまり歯磨きをしなかったり，虫歯を平気で放置したりしている人（一般的にはお酒飲みに多い印象）では口腔内衛生状態（oral hygiene）が極端に悪い場合があります．この場合，十分にうがいをさせたうえで採取しないと，真の起炎菌をグラム染色で推定したり培養で検出したりするのが難しくなります．次に起炎菌の推定ですが，市中肺炎で圧倒的に多いのは肺炎球菌であり，すべての肺炎患者で最初に想起すべき菌です．それ以外では，本稿で取り上げた菌を押さえておけばとりあえずは十分です．ただし，市中肺炎といっても何度も抗菌薬を投与されていたり，病院や長期療養施設へ入退院をくり返したりしている患者さんでは特定の菌や薬剤耐性菌がくり返し検出されることもあります．そのため，既往歴の聴取や過去の培養結果も意識して確認するようにしましょう．

エッセンス 5

- 患者さんの背景や過去に検出された菌を必ず確認しよう．顕微鏡を覗き込んで形態だけを見るのではなく，あらゆる情報を駆使して起炎菌を推定しよう

文　献

1) Miller, D. L. : A study of techniques for the examination of sputum in a field survey of chronic bronchitis. Am Rev Respir Dis, 88 : 473–483, 1963
2) Geckler, R. W., et al. : Microscopic and bacteriological comparison of paired sputa and transtracheal aspirates. J Clin Microbiol, 6 : 396–399, 1977

ミニコラム① 染色をする前に必要な「目的意識」と「こだわり」

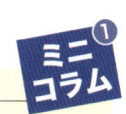

　グラム染色だけを目的とするなら，例えばベッドサイドのゴミ箱に捨てられているティッシュの中の喀痰で十分なこともあります．逆に患者さんが一生懸命出してくれた喀痰でも，口の中でモゴモゴされて出た喀痰なら恐らく上皮が多数混入してしまっているでしょう．またM痰であってもうまく膿性部分を拾い上げれば評価できますが，P痰でも膿性部分を拾い上げなければ意味がありません．検体を採取し塗抹標本を作製するには，どうしたら診断や治療に活かせるかという「目的意識」と「こだわり」が必要です．それからはじめて，細菌の染色性や形態を語ることができるのです．

Part 2 実践編

2 呼吸器感染症
―市中肺炎②
起炎菌が見えないときに考えることは？

● はじめに

　前回は肺炎球菌性肺炎の症例を通して，グラム染色で喀痰を評価する際の基本的な知識を解説しました．今回も市中肺炎の症例ですが，今度はグラム染色で見えない敵を診てみましょう．

症例 2

【症　例】77歳，男性．【主　訴】発熱，頻呼吸，意識障害．
【既往歴】Parkinson病．【生活歴】飲酒，喫煙歴なし．
【現病歴】Parkinson病で近医へ通院中であった．来院の数日前から発熱，食欲低下があり，近医を受診したがラクトリンゲル液の点滴のみを行われ帰宅となった．しかしその後，頻呼吸があり呼びかけに対する反応も乏しくなったため，家族が救急車を要請し当院ERへ搬送となった．
【身体所見】意識レベルGCS E2V2M3，血圧104/54 mmHg，脈拍96回/分，呼吸数30回/分，体温38.2℃，SpO₂ 91％（room air）．口腔内乾燥あり．心雑音や過剰心音は聴取されず，右肺野の呼吸音が減弱しており，わずかにcrackleを聴取する．下腿浮腫なし．Parkinson病による四肢の固縮あり．
【血液検査】WBC 8,500/μL，Hb 10.0 g/dL，Plt 8.0×10⁴/μL，Alb 2.2 g/dL，GOT 50 IU/L，GPT 17 IU/L，LDH 268 IU/L，BUN 35.0 mg/dL，CRE 0.93 mg/dL，Na 132 mEq/L，Cl 100 mEq/L，K 4.3 mEq/L，CRP 32.48 mg/dL
【画像所見】胸部X線写真：右下肺野の透過性低下あり．胸部CT：右中下葉にair bronchogram（気管支透亮像）を伴う浸潤影あり（図1）．

---

❶ 検体を「採りにいく」のは，いつでも基本中の基本！

　今回も市中肺炎が疑われる患者さんですが，意識障害を伴って救急搬送され，炎症反応高値や脱水所見など複数の検査値異常も認める重篤感の強い症例です．意識障害の鑑別については割愛しますが，いずれにせよ診断と治療を急がなければならない状況であり，すみやかに培養

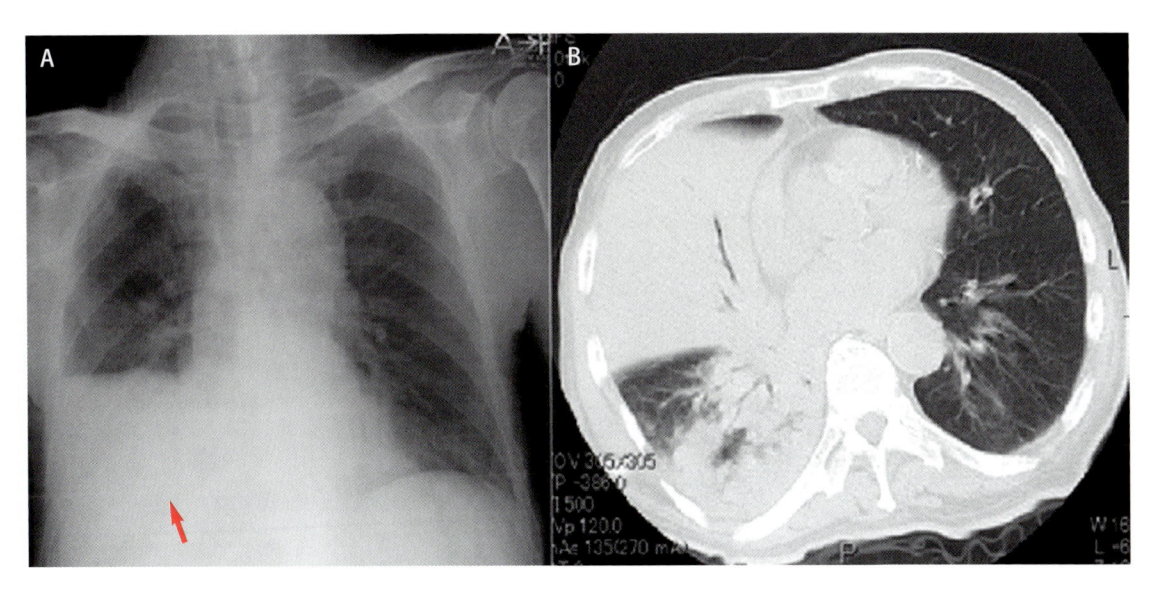

図1 胸部画像所見
A) 胸部X線写真．右下肺野の透過性低下を認める（→）．B) 胸部単純CT．air bronchogramを伴う浸潤影を認める．大葉性肺炎である．

用の検体（喀痰や血液）を採取し，抗菌薬を開始する必要があります．前回も強調したように，自分で喀痰を喀出できない患者さんに対しては，積極的に検体を採りにいかなければなりません．本症例は意識障害を伴っており，自分で喀痰を出せない患者さんであったため，主治医はすぐに吸引チューブを用いて喀痰を得ることにしました．

> **症例2**（つづき）
>
> 吸引で得られた喀痰は，Miller & Jones分類（p.68）でP1のやや淡血性様の膿性痰であった．グラム染色ではGeckler分類（p.42, 68）で4群〔好中球数＞25，扁平上皮細胞数10～25/1視野（100倍）〕であり，**多数の好中球とまばらに存在するグラム陽性双球菌**が確認された．主治医はグラム染色の所見も踏まえ肺炎球菌による重症肺炎と診断し，第3世代セフェム系抗菌薬であるセフトリアキソン（CTRX）1回2g1日2回を開始した．しかしながら，治療開始後も解熱せず，炎症反応も高値が続いた．肺炎球菌以外の起炎菌を考えて再度喀痰を採取しグラム染色を行ったが，起炎菌と思われる細菌は認められなかった．また入院時に提出していた喀痰からは肺炎球菌は検出されず，口腔内常在菌（α-Streptococcus）のみが同定された．

❷ 抗菌薬が効かない，起炎菌がわからないときのアプローチは？

　明らかな肺炎像があるにもかかわらず，初期治療が無効であったりグラム染色などで起炎菌が判明しなかったりした場合，次にどのような疾患や病態を考えなければならないでしょうか．日本呼吸器学会が発表している「成人市中肺炎ガイドライン」[1]を見てみると，「抗菌薬に反応しない肺炎の対処法」として独立した1つの章が設けられており，鑑別診断がフローチャートで示されています（図2）．このなかで，心不全やびまん性肺疾患など微生物以外の要因に

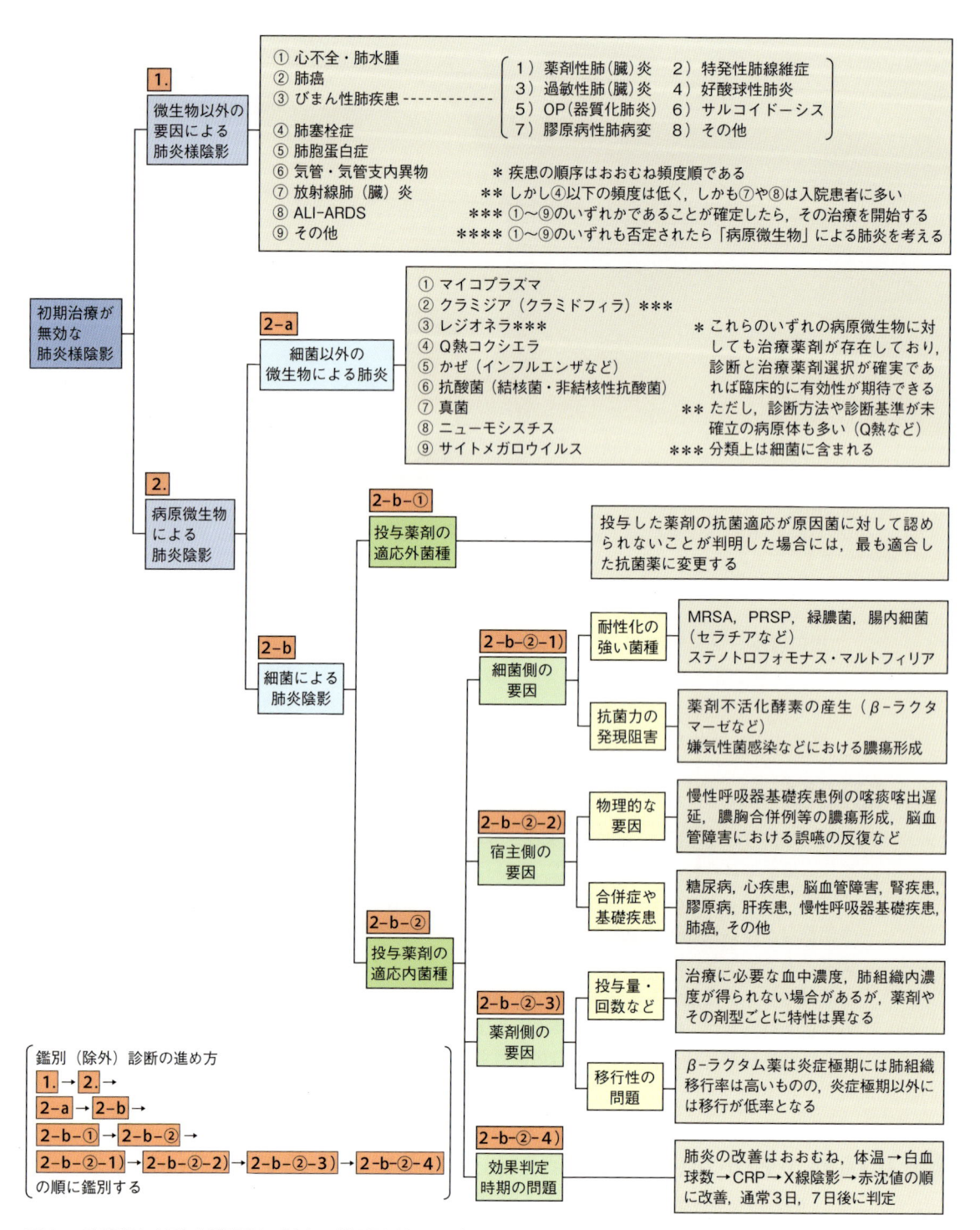

```
初期治療が         1.
無効な          微生物以外の       ① 心不全・肺水腫
肺炎様陰影        要因による        ② 肺癌              1) 薬剤性肺(臓)炎   2) 特発性肺線維症
             肺炎様陰影        ③ びまん性肺疾患 -------  3) 過敏性肺(臓)炎   4) 好酸球性肺炎
                          ④ 肺塞栓症          5) OP(器質化肺炎)   6) サルコイドーシス
                          ⑤ 肺胞蛋白症         7) 膠原病性肺病変    8) その他
                          ⑥ 気管・気管支内異物     * 疾患の順序はおおむね頻度順である
                          ⑦ 放射線肺(臓)炎      ** しかし④以下の頻度は低く,しかも⑦や⑧は入院患者に多い
                          ⑧ ALI-ARDS        *** ①～⑨のいずれかであることが確定したら,その治療を開始する
                          ⑨ その他           **** ①～⑨のいずれも否定されたら「病原微生物」による肺炎を考える

                                       ① マイコプラズマ
                                       ② クラミジア(クラミドフィラ)***
                          2-a          ③ レジオネラ***              *これらのいずれの病原微生物に対
                          細菌以外の       ④ Q熱コクシエラ                しても治療薬剤が存在しており,
                          微生物による肺炎    ⑤ かぜ(インフルエンザなど)          診断と治療薬剤選択が確実であ
                                       ⑥ 抗酸菌(結核菌・非結核性抗酸菌)       れば臨床的に有効性が期待できる
                                       ⑦ 真菌                     **ただし,診断方法や診断基準が未
                                       ⑧ ニューモシスチス               確立の病原体も多い(Q熱など)
                                       ⑨ サイトメガロウイルス             ***分類上は細菌に含まれる

             2.
             病原微生物                2-b-①         投与した薬剤の抗菌適応が原因菌に対して認め
             による                  投与薬剤の        られないことが判明した場合には,最も適し
             肺炎陰影                 適応外菌種        た抗菌薬に変更する

                                                               MRSA, PRSP, 緑膿菌, 腸内細菌
                                                 2-b-②-1   耐性化の    (セラチアなど)
                                                 細菌側の   強い菌種    ステノトロフォモナス・マルトフィリア
                                                 要因
                          2-b                              抗菌力の    薬剤不活化酵素の産生(β-ラクタ
                          細菌による                             発現阻害    マーゼなど)
                          肺炎陰影                                     嫌気性菌感染などにおける膿瘍形成

                                                               慢性呼吸器基礎疾患例の喀痰喀出遅
                                                 2-b-②-2   物理的な    延,膿胸合併症等の膿瘍形成,脳血
                                                 宿主側の   要因      管障害における誤嚥の反復など
                                                 要因
                                                          合併症や    糖尿病,心疾患,脳血管障害,腎疾患,
                                       2-b-②                 基礎疾患    膠原病,肝疾患,慢性呼吸器基礎疾患,
                                       投与薬剤の                         肺癌,その他
                                       適応内菌種
                                                          投与量・    治療に必要な血中濃度,肺組織内濃
                                                 2-b-②-3   回数など    度が得られない場合があるが,薬剤や
                                                 薬剤側の                その剤型ごとに特性は異なる
                                                 要因
                                                          移行性の    β-ラクタム薬は炎症極期には肺組織
                                                          問題      移行率は高いものの,炎症極期以外に
                                                                  は移行が低率となる

  鑑別(除外)診断の進め方                           2-b-②-4   効果判定    肺炎の改善はおおむね,体温→白血
   1.→ 2.→                                        時期の問題    球数→CRP→X線陰影→赤沈値の順
   2-a → 2-b →                                            に改善,通常3日,7日後に判定
   2-b-① → 2-b-② →
   2-b-②-1 → 2-b-②-2 → 2-b-②-3 → 2-b-②-4
   の順に鑑別する
```

図2　抗菌薬無効肺炎様陰影に対する鑑別診断のアプローチ

OP：organizing pneumonia, ALI：acute lung injury（急性肺傷害）, ARDS：acute respiratory distress syndrome（急性呼吸窮迫症候群）, MRSA：methicillin-resistant *Staphylococcus aureus*（メチシリン耐性黄色ブドウ球菌）, PRSP：penicillin-resistant *Streptococcus pneumoniae*（ペニシリン耐性肺炎球菌）.
文献1より転載.

よる肺炎様陰影を鑑別するのは言うまでもないですが，本症例では経過や検査所見より，やはり病原微生物による肺炎を第一に考えたいところです．セフェム系抗菌薬が無効であることから，非定型肺炎（マイコプラズマ肺炎，クラミドフィラ肺炎，レジオネラ肺炎など）や抗酸菌感染症，ニューモシスチス肺炎，ウイルス性肺炎などを鑑別にあげる必要がありますが，そのなかでも本症例は膿性痰があり画像上も大葉性肺炎を呈していることから，レジオネラ肺炎と肺結核は必ず除外しておきたい疾患です．

レジオネラ肺炎は急速に進行し適切な治療がなされなければ致死率が高い肺炎であり，肺結核は周囲への感染防止の観点から迅速に対応しなければならない疾患であることから，いずれも早期に診断することが重要です．また両者ともグラム染色では染色されない（厳密には染色されにくいという表現が適切）細菌であるため，疑った場合にはほかの染色法や検査法を検討しなければなりません．染色法としては，レジオネラを検出するヒメネス（Gimenez）染色，抗酸菌を検出するチール・ネルゼン（Ziehl-Neelsen）染色があり，迅速検査としてはレジオネラ尿中抗原検査が利用できます．

> **エッセンス 1**
> ・細菌性肺炎を疑っているにもかかわらずグラム染色で起炎菌が見えないときには，必ず非定型肺炎（特にレジオネラ肺炎）や肺結核の可能性を考えるようにしよう

症例 2（つづき）

主治医が肺炎球菌およびレジオネラの尿中抗原検査を行ったところ，レジオネラ尿中抗原が陽性であった．細菌検査室に依頼し，喀痰のヒメネス染色を行ったところ，図3に示すように赤色に染色された桿菌が確認され**レジオネラ肺炎**の診断となった．入院から3日目にCTRXからニューキノロン系抗菌薬であるシプロフロキサシン（CPFX）1回300 mg 1日2回に変更したところ，解熱傾向となり意識障害も改善した．

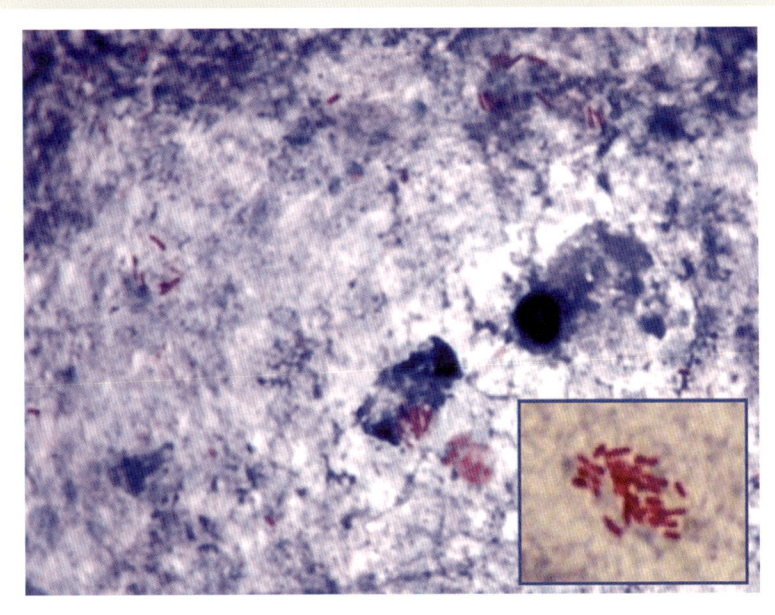

図3　ヒメネス染色で赤く染まった*Legionella pneumophila*

❸ 起炎菌のふりをした常在菌に気をつけろ！

　　本症例では，最初に画像所見とグラム染色所見で「肺炎球菌性肺炎」と診断していることから，そのほかの肺炎は鑑別にあがっていませんでした．前回でも触れたように，肺炎球菌は市中肺炎で頻度が高い起炎菌で非常に重要な細菌ですが，口腔内に常在する連鎖球菌と形態的に区別することは難しいことがあります．喀痰中に含まれる口腔粘膜上皮やその周囲にはグラム陽性の連鎖球菌や双球菌を認めることが多いため（図4），起炎菌として肺炎球菌を疑った場合には複数の視野で十分に検討する必要があります．特にいきなり400倍や1,000倍といった高倍率で観察してしまうと「木を見て森を見ず」になり，誤った判断をしてしまうことがあるので注意しましょう．意外にも，肺炎球菌はグラム染色でミスリードしやすい菌の1つであり，慣れないうちは必ず上級医や検査技師に所見を確認するよう心がけましょう．

> **エッセンス❷**
> ・肺炎球菌は，口腔内に常在しているグラム陽性球菌と形態的には区別がつかず貪食像も見つけにくい．グラム染色で安易に起炎菌と決めつけてしまうとほかの重要な起炎菌を見落とす可能性があるので注意しよう

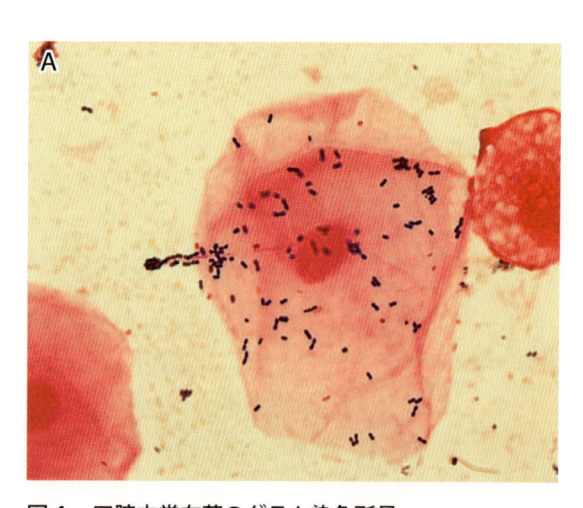

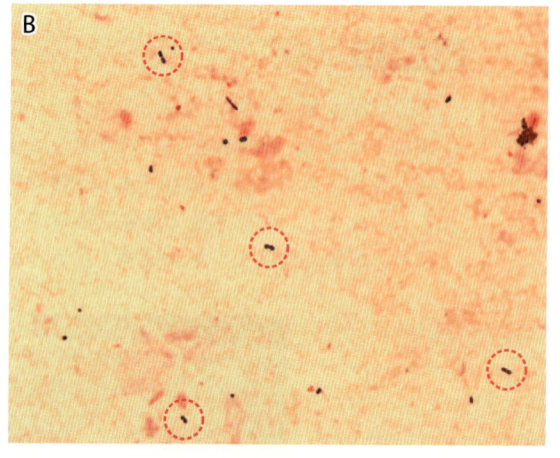

図4　口腔内常在菌のグラム染色所見
A）扁平上皮細胞に付着している口腔内常在菌．B）肺炎球菌と区別が難しい口腔内常在菌（◯）．

❹ グラム染色で染色されない呼吸器感染症の起炎菌を知っておこう！

　　ここで，グラム染色で染色されない細菌について解説しておきましょう．本症例で認められたレジオネラ（*Legionella pneumophila*）は「グラム陰性桿菌」に分類される細菌で，特殊培地で培養した菌体を染色すると細長い陰性桿菌として確認できます．臨床検体でうまく染まらない理由の1つは，本菌がマクロファージ内で増殖する「細胞内寄生菌」であるためと考えられており，細胞内への移行性がよいヒメネス染色を行うときれいに染めることができます．マイコプラズマやクラミドフィラ，リケッチアも細胞内寄生菌であり，サイズも一般細菌に比べて小さいことからグラム染色では確認できません（マイコプラズマにはそもそも細胞壁が存在

しません）．なお，マイコプラズマやクラミドフィラによる肺炎では膿性痰を伴うことは少なく，胸部X線所見もすりガラス影が主体です．

　結核菌に代表される抗酸菌は，脂質含有の多い特有の細胞壁を有しグラム染色では十分に染色されないため，チール・ネルゼン染色などの抗酸菌染色を用いて染色します．ただし結核菌は菌量が多いときなどは，グラム染色で数珠状の陽性菌として確認されることもあり，強引に分類すると「グラム陽性桿菌」に含まれます．また脂質の多い細胞壁がキラキラ光って抜けたように見えることもあり，ghost mycobacteria とも呼ばれます（図5）．グラム染色でこのような所見をみたら，抗酸菌感染を疑って検査を進めましょう．なお，肺結核は上葉を中心に空洞性病変や結節影，散布巣などを呈するのが一般的ですが，濃厚な浸潤影を呈し一般細菌による肺炎の像を呈することもあります（結核性肺炎や乾酪性肺炎と呼ばれる）ので注意しましょう．

エッセンス 3
- グラム染色で染色されない細菌（非定型菌，抗酸菌など）の特徴を知っておこう．また，抗酸菌がグラム染色でどのように見えるのかも知っておこう

最終診断：意識障害を伴ったレジオネラ肺炎（*Legionella pneumophila*）

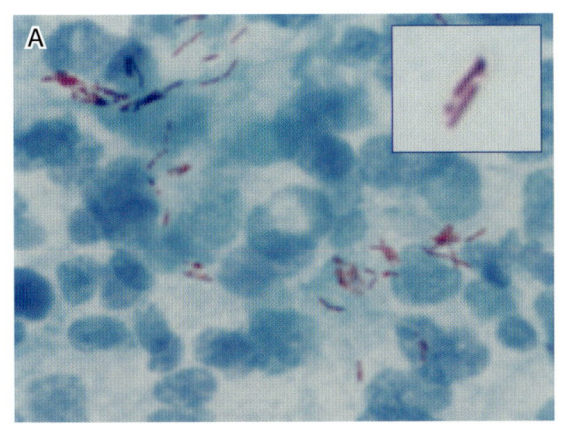

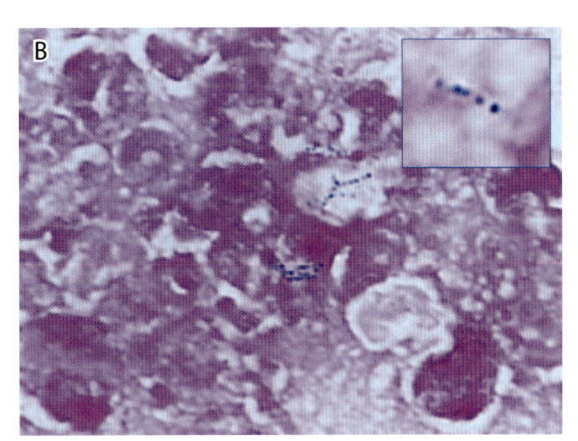

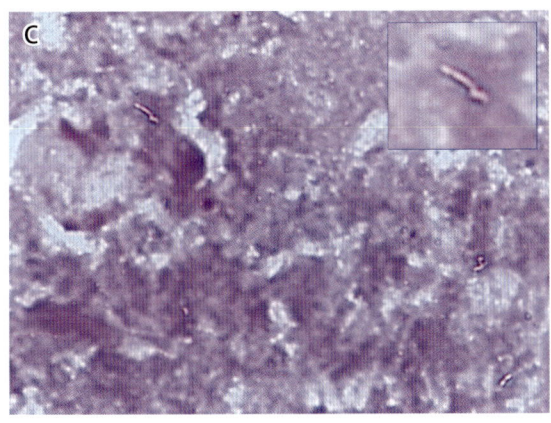

図5　結核菌の染色所見
A）チール・ネルゼン染色．
B）グラム染色　数珠状の陽性桿菌．
C）グラム染色　ghost mycobacteria．

● **まとめ**

　明らかな肺炎があり膿性痰が得られているのにグラム染色で起炎菌らしきものが見えないときは，今回のように「グラム染色で染まらない菌」を想定しましょう．病態を考えるうえでは「菌が見える」だけではなく，「菌が見えない」ことも重要な所見です．今回取り上げたレジオネラ肺炎と肺結核は一般の市中肺炎の顔をしてやってくることがあり，特に肺結核は経過が比較的長い疾患であるため，しばしば結核感染が発覚する前に一般細菌による肺炎を併発し，医療機関を受診することがあります（ミニコラム③）．いずれも頻度としては決して多くありませんが，診断が遅れた場合のインパクトが非常に大きいため，足元をすくわれないように注意しましょう．レジオネラ肺炎，肺結核ともに疑う目をもって鑑別疾患にあげることが重要であり，ぜひともその特徴を整理しておきましょう．

> **エッセンス 4**
> ・グラム染色では，「起炎菌が見える」ことは大事だが，「見えそうなのに見えない」という情報が大切なこともある

文　献

1）第19章　抗菌薬に反応しない肺炎の対処法．「呼吸器感染症に関するガイドライン　成人市中肺炎診療ガイドライン」（日本呼吸器学会 呼吸器感染症に関するガイドライン作成委員会/編），pp.63-68，日本呼吸器学会，2007

ミニコラム ②

レジオネラ肺炎を疑うポイントは？

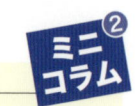

　特徴的な感染経路として循環式浴槽や給湯設備，加湿器といった人工環境水への曝露があげられますが，感染経路がはっきりしないこともあります（ヒト-ヒト感染はないとされます）．「β-ラクタム系抗菌薬が効かない肺炎」「グラム染色で菌体が確認できない肺炎」であることのほかに，「急速に進行し重症化する肺炎」と認識しておくことが重要です．随伴する症状にも特徴があり，ほかの細菌性肺炎と比較して消化器症状（下痢や腹痛など）や中枢神経症状（頭痛や意識障害など），電解質異常（低ナトリウム血症や低リン血症など）を伴うことが多いとされます[2, 3]．全例で認めるわけではありませんが，「比較的徐脈」や「オレンジ色の痰」も特徴的であるとされるので，キーワードとしてぜひ覚えておきましょう．

文献2）第10章　レジオネラ肺炎に対する考え方．「呼吸器感染症に関するガイドライン　成人市中肺炎診療ガイドライン」（日本呼吸器学会 呼吸器感染症に関するガイドライン作成委員会/編），pp.33-35，日本呼吸器学会，2007
文献3）健山正男：3章-2　レジオネラ肺炎の臨床像―臨床症状と兆候．「レジオネラ感染症 ハンドブック」（斎藤 厚/編），pp.100-109，日本医事新報社，2007

ミニコラム ③

それって本当にただの肺炎ですか？

　前夜当直をしていた消化器内科のK先生から「昨日肺炎で入院した患者さんの担当をお願い！」と声をかけられました．その少し前に筆者が研修医向けに行ったグラム染色のレクチャーをたまたま聞いてくださっていたその先生は「頑張ってグラム染色をしたら，これぞ肺炎球菌って感じのグラム陽性双球菌がたくさん見えたわ！」と笑顔で話されました．確かに塗抹標本では，肺炎球菌と思われるグラム陽性の双球菌が確認され，肺炎球菌性肺炎の診断は間違いなさそうでした．しかし胸部X線写真をみてびっくり！なんと右上肺野の浸潤影の中には空洞が写っているではありませんか！慌てて喀痰の抗酸菌染色を行ってみると，赤い菌体がちらほら…．そう，この患者さんは肺結核も発症していたのです．恐らく，少し前から結核を発症していたと予想されますが，病院を受診したきっかけは肺炎球菌性肺炎だったのです．その後，患者さんは結核専門の病院へ転院となりましたが，K先生を含め何人かのスタッフが接触者検診を受けることになりました．

　慢性の経過をとる肺結核がこのようにして診断されることは，決して珍しいことではありません．しかし，不本意な曝露を最小限に留めるために，表4にあげるような**「結核を疑うキーワード」**はしっかり押さえておきましょう．結核を除外しなければならないとき…それは，あなたが少しでも結核を疑ったときです．

表4　結核を疑うキーワード

リスクの高い患者背景	・免疫不全者（免疫抑制薬内服中，HIV感染） ・糖尿病，透析患者 ・ホームレス，アルコール依存症 ・極度のるい痩 ・経過の長い呼吸器症状 ・肺結核の既往 ・肺結核の家族歴や接触歴
特徴的な画像所見	・肺尖部や上葉優位の陰影 ・空洞性病変の存在（特に排菌のリスクが高い） ・散布巣 ・粟粒陰影

Part 2 実践編

3 呼吸器感染症—院内肺炎
患者背景と耐性菌を考慮したアプローチが鍵！

● **はじめに**

前回までは市中肺炎の症状にアプローチしてきました．今回はグラム染色を通して，院内肺炎の診断と治療に対する考え方を解説していきたいと思います．

症例 3

【症　例】72歳，男性．
【主　訴】悪寒戦慄を伴う39℃の発熱，湿性咳嗽．
【既往歴】COPD（chronic obstructive pulmonary disease：慢性閉塞性肺疾患），糖尿病，心筋梗塞，慢性心不全．
【現病歴】上記疾患で当院へ定期通院中であった．これまで細菌性肺炎やCOPDの急性増悪で複数回の入院歴がある．今回も発熱，湿性咳嗽を主訴に受診され右肺の細菌性肺炎と診断され入院となった．入院時の喀痰グラム染色にて貪食像を伴うグラム陽性の連鎖球菌を多数認め，アンピシリン（ABPC）1回2g 1日4回にて治療が開始された．培養では口腔内常在菌（*Streptococcus salivarius* や *Neisseria* sp.）が同定された．抗菌薬の投与により全身状態，呼吸状態は改善し，ABPCを10日間投与し治療は終了した．しかし，治療終了から4日目に悪寒戦慄を伴う発熱を認め，胸部X線写真および胸部CTにて左下肺野に入院時には認めなかった新たな浸潤影が確認された（図1）．

❶ 院内肺炎でも積極的にグラム染色を行うアプローチは同じ！

今回は市中肺炎の治療後に新たな肺炎を発症した症例です．入院中に発熱を認めた場合には，院内という環境に由来する感染症（カテーテル感染や尿路感染症，偽膜性腸炎など）を考える必要がありますが，そのなかでも肺炎は頻度，死亡率ともに高く，迅速に診断し治療を行う必要がある感染症です．入院後48時間を経過して発症した肺炎は市中肺炎と対比して「院内肺炎」と定義されますが，喀痰を採取して起炎菌を捉えるというアプローチは市中肺炎となんら変わることはありません．むしろ後述するように，グラム染色は抗菌薬を選択するうえで重要な役割を果たしています．本症例は自ら喀痰を出すことができたため，主治医は得られた

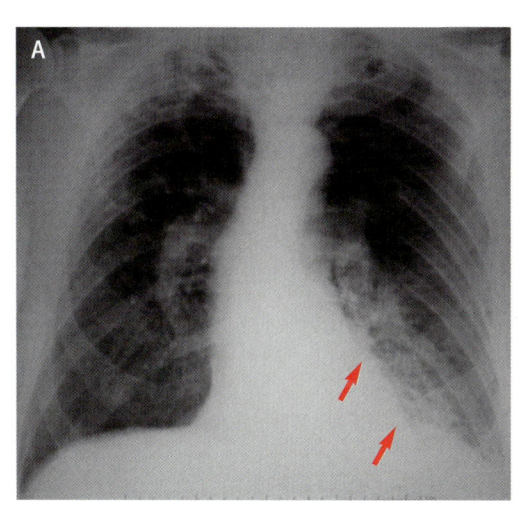

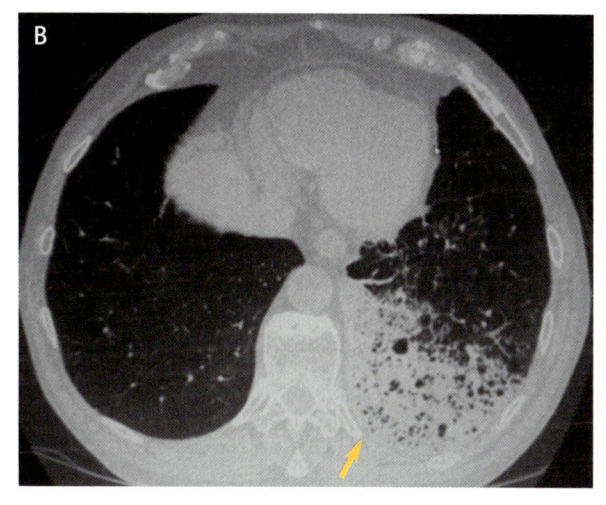

図1　胸部画像所見
A）胸部X線写真：左下肺野に心陰影とシルエットサイン陰性の浸潤影を認める（→）．
B）胸部単純CT：左下葉に濃厚な浸潤影を認める（→）．

喀痰をすぐにグラム染色で評価することにしました．

症例 3（つづき）

　本症例は成人院内肺炎の重症度分類（後述）では軽症に該当した．得られた喀痰はMiller & Jones分類でP3の膿性痰であり，グラム染色ではGeckler分類5群〔好中球数＞25, 扁平上皮細胞数＜10/1視野（100倍）〕であった．ほとんどの視野に好中球とともに多数のグラム陰性球菌（Gram negative cocci：GNC）が認められ，一部で房状の集塊をなすグラム陽性球菌（Gram positive cocci：GPC）も確認された（図2）．また，GNC, GPCともに貪食像も確認された．本症例はこれまで肺炎やCOPDの急性増悪で抗菌薬を投与された経緯があるため，過去に分離された細菌を診療録にて確認したところ，緑膿菌（*Pseudomonas aeruginosa*）やインフルエンザ菌（*Haemophilus influenzae*）が検出されていたことがあった．しかし，今回のグラム染色所見ではこれらを疑う所見はなく，主治医はモラキセラ カタラーリス（*Moraxella catarrhalis*）と黄色ブドウ球菌（*Staphylococcus aureus*）を起炎菌と想定した．院内肺炎であることから黄色ブドウ球菌はMRSA（methicillin-resistant *Staphylococcus aureus*）を考慮し，セフトリアキソン（CTRX）1回1g 1日2回とバンコマイシン（VCM）1回1g 1日2回で治療を開始した．

❷ 起炎菌は1種類とは限らない！

　入院時には見られなかった2種類の細菌がグラム染色で確認され，菌量が多いことや貪食像を認めることからいずれも起炎菌として考える必要があります．通常，呼吸器感染症で起炎菌となるGNCはモラキセラ カタラーリスであり，肺炎のほか中耳炎や副鼻腔炎，気管支炎などの起炎菌になります．特徴としては，短軸方向で並列にならぶ双球菌の形態をとることが多

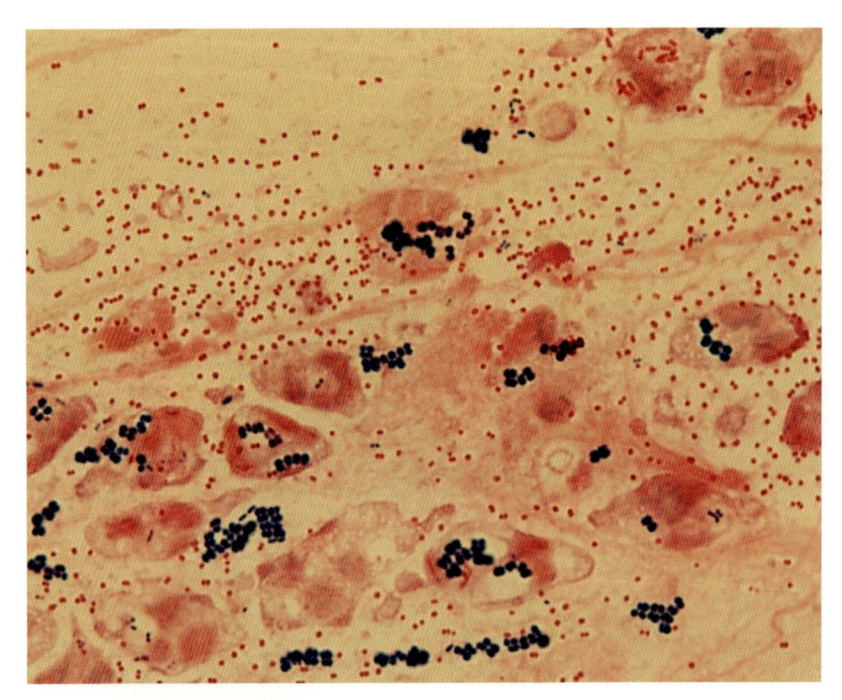

図2　喀痰のグラム染色所見
グラム陰性球菌と房状のグラム陽性球菌を多数認める．いずれも貪食像が確認される．

く，起炎菌となっている場合には貪食像が容易に確認されます．本菌はペニシリン系抗菌薬を分解するβ-ラクタマーゼを産生するため，治療の際にはβ-ラクタマーゼ阻害薬を配合するペニシリン系抗菌薬もしくはセフェム系抗菌薬を選択する必要があります．

一方，房状のGPCはブドウ球菌であり，喀痰から検出されていることを考えると黄色ブドウ球菌と考えてまず間違いありません．問題は，黄色ブドウ球菌が院内感染の起炎菌になった場合にはMRSAを想定する必要があることであり，培養結果が判明するまではMRSAとして対応する必要があります．したがって，抗菌薬はバンコマイシンなどの抗MRSA作用をもつ抗菌薬を選択します．

> **エッセンス ❶**
> ・菌量や貪食像で起炎菌が推定できれば，選択すべき抗菌薬，選択してはいけない抗菌薬を考えることができる

症例 3（つづき）

CTRXとVCMを開始したところ，翌日から発熱は認めなくなった．また連日グラム染色を行ったところ喀痰自体は膿性痰であったが，GNC，GPCともに消失していくことが確認された．
数日後，喀痰の培養結果の報告があり，アシネトバクター（*Acinetobacter baumannii*）が単独で同定された．薬剤感受性検査では，第3世代セフェム系抗菌薬に感受性が保たれており臨床経過からもCTRXは有効であると考えられた．抗菌薬のde-escalation（より狭いスペクトラ

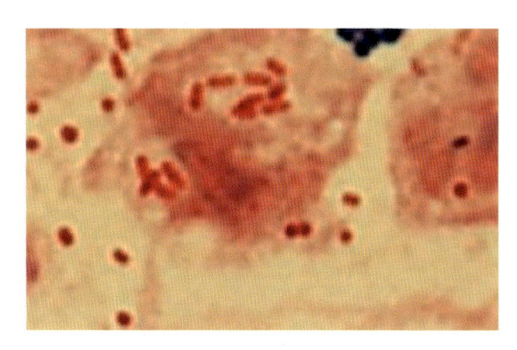

図3 喀痰のグラム染色所見（図2の一部拡大）

ムの抗菌薬への変更）のためアンピシリン/スルバクタム（ABPC/SBT）の感受性試験を追加で確認したが耐性であったため，そのままCTRXを継続した．VCMに関しては，培養で黄色ブドウ球菌は検出されなかったものの，治療開始時のグラム染色所見より起炎菌の1つとして治療の対象とすべきであると判断し，そのまま継続した．抗菌薬は10日間使用し治療を終了した．

❸ グラム染色では，患者背景も念頭におきながら観察しよう！

　本症例では喀痰のグラム染色所見から，当初モラキセラ カタラーリスと黄色ブドウ球菌を起炎菌として想定しましたが，培養ではアシネトバクターが単独で検出されるという結果になりました．実はアシネトバクターは通常グラム陰性桿菌（Gram negative rods：GNR）に分類されていますが，臨床検体ではグラム陰性球菌（GNC）の形態をとることが多く，今回の症例のようにモラキセラ カタラーリスと区別がつかないことがあります．鑑別点としては，前述したようにモラキセラ カタラーリスの方が容易に貪食像を見つけることができること，アシネトバクターではよく目を凝らして観察すると短桿菌の形態が確認されることなどがあげられます．そのような目で図2をもう一度よく見てみると，一部にグラム陰性桿菌の貪食像があることに気づきます（特に図2の右上あたり：図3）．

　しかし，この2つの菌を鑑別するにあたって重要なことは形態ではなく患者背景です．すなわち，モラキセラ カタラーリスが主に市中の気道感染の起炎菌で比較的軽症な感染症を引き起こすのとは対照的に，アシネトバクターは緑膿菌と同様，抗菌薬の使用や免疫不全などを背景として肺炎や尿路感染，カテーテル感染などの院内感染の起炎菌となります．アシネトバクターは第3世代セフェム系抗菌薬に耐性を示すことが多く，その治療には第4世代セフェム系抗菌薬やカルバペネム系抗菌薬を使用せざるを得ないことがあります（ただし緑膿菌と異なりしばしばABPC/SBTに感受性を示すことがあります）．本症例では幸い第3世代セフェム系抗菌薬に感受性が保たれていたためカルバペネム系抗菌薬は使用せずにすみましたが，ABPC/SBTには耐性であったためde-escalationはできませんでした．

　黄色ブドウ球菌が培養で検出されなかった理由は定かではないですが，患者背景やグラム染色の所見からはVCMの投与は妥当であったと考えられます．グラム染色で見えていた菌が培養されなかった場合，検体採取前の抗菌薬投与，採取から培養が開始されるまでの検体の保存状態（時間や温度など），嫌気性菌かどうかなどいくつかの原因が考えられます．

　このように「**培養結果がすべて**」ではないため，検体はただ提出しておけばよいわけではな

く，必ず採取時のグラム染色所見を確認しておく必要があります．本症例では，グラム染色を行っていなければ不必要に抗緑膿菌作用をもつ広域の抗菌薬（第4世代セフェム系抗菌薬やカルバペネム系抗菌薬）を投与していたかもしれないですし，ターゲットから黄色ブドウ球菌を外していたかもしれません．

> **エッセンス 2**
> ・グラム染色は形態などから起炎菌を「推定」できるが「同定」はできない．
>   ただし，同時に患者背景を考えることで「推定の精度を上げる」ことはできる

❹ 院内肺炎診療におけるグラム染色の位置づけを押さえておこう！

　ここで，院内肺炎の治療方針について触れておきましょう．市中肺炎との大きな違いは，患者側の要因として「**免疫不全状態（抗癌剤や免疫抑制薬の投与など）**」があるケースが多いことであり，起炎菌側の要因としては「**薬剤耐性菌の関与**」を考える必要があることです．2008年に日本呼吸器学会から発表された「**成人院内肺炎診療ガイドライン**」[1]では，生命予後予測をIROADといわれる5項目で，肺炎の重症度をCRP値と肺炎の拡がりの2項目で評価し，これに基づいて重症度と選択すべき抗菌薬を示しています（図4，表）．ただしMRSAに関しては個別に検討することとなっており，抗MRSA薬の使用を考慮すべき条件として，保菌のリスクの検討のほかにグラム染色所見を参考にすることが記されています．

　重症度別の推奨抗菌薬の選択理由などは直接ガイドラインを参照していただきたいですが，グラム染色所見や過去の起炎菌などから緑膿菌やMRSAを積極的に疑える状況であれば，たとえ軽症（A群）と判断されても中等症（B群）で推奨されるカルバペネム系抗菌薬やバンコマイシンなど耐性菌をカバーする抗菌薬を使用することとしています．一方B群であっても，適切な検体が提出されかつ耐性菌が検出されなかった場合には，抗菌薬をA群で推奨される第3世代セフェム系抗菌薬やβ-ラクタマーゼ阻害薬配合ペニシリンなどへde-escalationすることも明記されています．

　これらのプロセスでは「**適切な検体の採取**」と「**グラム染色**」が必要不可欠であり，ガイドラインでも検体採取とグラム染色などの微生物検査に関しては，カラーアトラスを含め6ページが割かれています．この2点をしっかり押さえておかなければ広域スペクトラムの抗菌薬を不必要にしかも漫然と投与することとなり，最近話題の多剤耐性緑膿菌（multidrug-resistant *Pseudomonas aeruginosa*：MDRP）や多剤耐性アシネトバクターといった治療に難渋する多剤耐性菌を生み出す一因となるためぜひとも頭においておきましょう．

> **エッセンス 3**
> ・院内肺炎のように複雑にみえる感染症も，治療方針の決定には「適切な検体採取」と「グラム染色」という基本的な作業がきわめて重要である
>
> **エッセンス 4**
> ・適切に検体を提出・評価しなければ，de-escalationは実行できないということを肝に銘じておこう

1. 生命予後予測因子

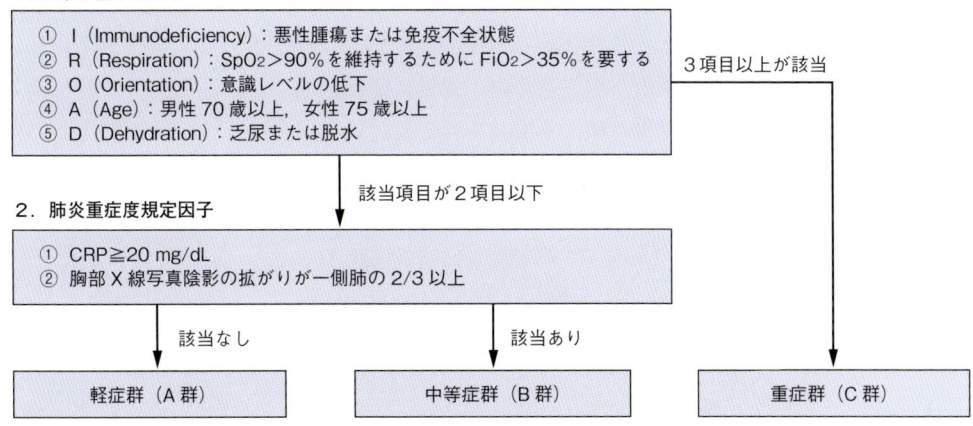

① I（Immunodeficiency）：悪性腫瘍または免疫不全状態
② R（Respiration）：$SpO_2>90\%$を維持するために$FiO_2>35\%$を要する
③ O（Orientation）：意識レベルの低下
④ A（Age）：男性70歳以上，女性75歳以上
⑤ D（Dehydration）：乏尿または脱水

3項目以上が該当 → 重症群（C群）

該当項目が2項目以下 ↓

2. 肺炎重症度規定因子

① $CRP≧20\ mg/dL$
② 胸部X線写真陰影の拡がりが一側肺の2/3以上

該当なし → 軽症群（A群）
該当あり → 中等症群（B群）

→ 抗MRSA薬の使用を考慮すべき条件（グラム染色なども含めて）

3. MRSA保有リスク

① 長期（2週間程度）の抗菌薬投与
② 長期入院の既往
③ MRSA感染やコロニゼーションの既往

図4 成人院内肺炎の重症度分類フローチャート
文献1より転載.

表 成人院内肺炎における重症度別の推奨抗菌薬

重症度分類	推奨される抗菌薬
軽症（A群）	セフトリアキソン（CTRX：ロセフィン®） or スルバクタム/アンピシリン（SBT/ABPC：ユナシン®S） or パニペネム/ベタミプロン（PAPM/BP：カルベニン®）
中等症（B群）	タゾバクタム/ピペラシリン（TAZ/PIPC：ゾシン®） or イミペネム/シラスタチン（IPM/CS：チエナム®） or メロペネム（MEPM：メロペン®） または下記の併用療法 セフェピム（CFPM：マキシピーム®）±クリンダマイシン（CLDM：ダラシン®S） or セフタジジム（CAZ：モダシン®）＋クリンダマイシン（CLDM：ダラシン®S） or シプロフロキサシン（CPFX：シプロキサン®）＋スルバクタム/アンピシリン（SBT/ABPC：ユナシン®S）
重症（C群）	上記B群の抗菌薬に以下のいずれかを併用する アミカシン（AMK：アミカシン硫酸塩，ビクリン®） シプロフロキサシン（CPFX：シプロキサン®）

文献1より作成.

● まとめ

　今回の症例は市中肺炎の治療後に院内肺炎をきたした症例ですが，病院内ではむしろ他疾患（固形・血液腫瘍，外科手術，脳血管障害，骨折，臓器移植など）の治療中に院内肺炎をきたすことが多いと思います．肺炎診療に不慣れな科で発症した場合には診断が遅れたり，不適切な治療が

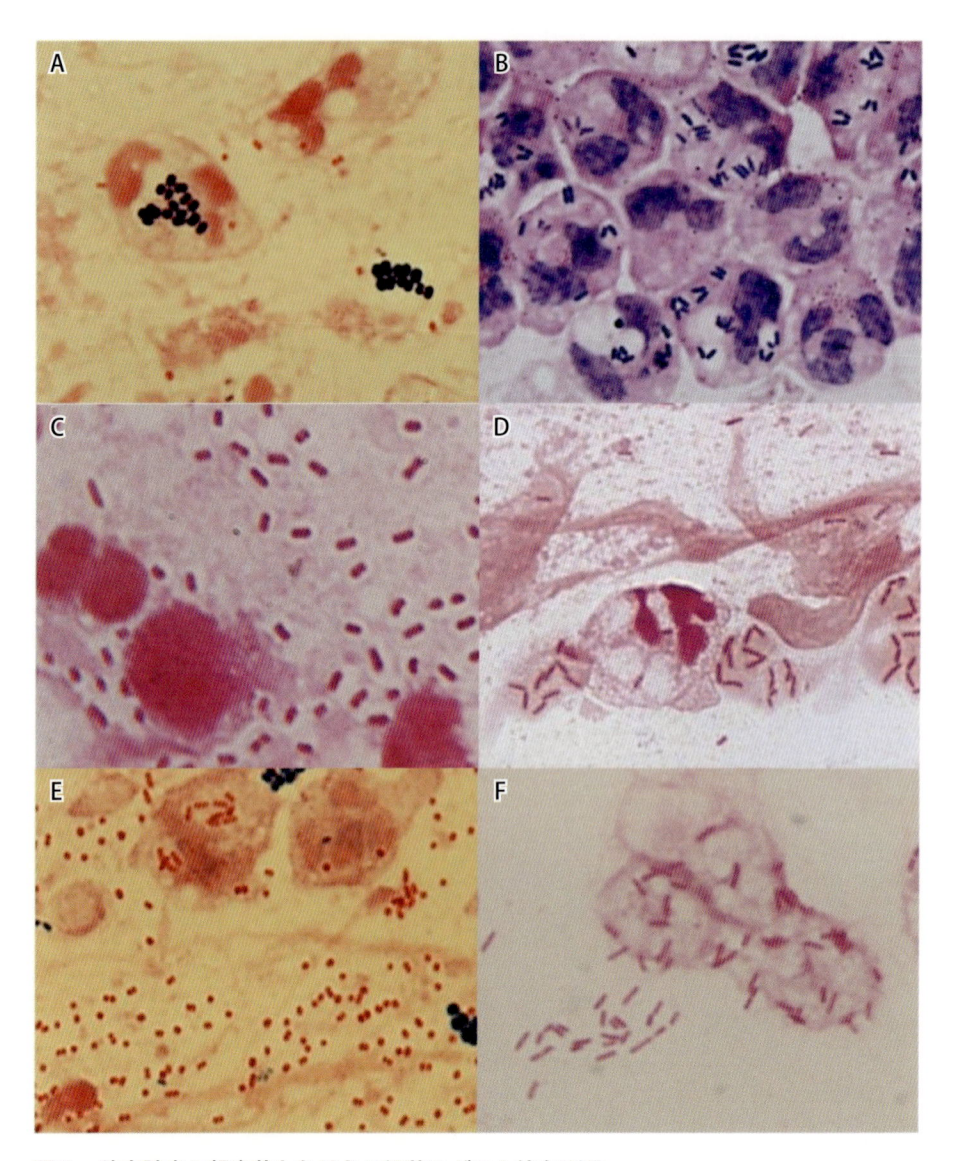

図5　院内肺炎の起炎菌となりうる細菌のグラム染色所見
　　A) 黄色ブドウ球菌　*Staphylococcus aureus*
　　B) コリネバクテリウム　*Corynebacterium* spp.
　　C) クレブシエラ ニューモニエ　*Klebsiella pneumoniae*
　　D) 緑膿菌　*Pseudomonas aeruginosa*（図はムコイド型と呼ばれるもの）
　　E) アシネトバクター　*Acinetobacter baumannii*
　　F) ステノトロフォモナス マルトフィリア　*Stenotrophomonas maltophilia*

行われ重症になった時点で感染症科や呼吸器科へコンサルトされているケースもよく目にします．研修医の皆さんはさまざまな科をローテーションし，必ずどこかで院内肺炎に遭遇すると思います．そのときには，抗菌薬投与前に適切な検体を提出すること，そして院内肺炎のガイドラインがあることをぜひとも覚えておいてください．また，たとえ自分でグラム染色が気軽にできない環境であっても，抗菌薬を投与する前には細菌検査室に足を運んでグラム染色の所見を確認するようにしましょう．

最後に院内肺炎の起炎菌となりうる細菌のグラム染色を示します（図5）．このなかでも，特にSPACE＋α（ミニコラム④参照）と呼ばれるグラム陰性桿菌は形態的な鑑別が難しいため，過去の培養結果や病院内での分離状況などを参考にして総合的に判断することが重要です．

文　献

1）「成人院内肺炎診療ガイドライン」（日本呼吸器学会　呼吸器感染症に関するガイドライン作成委員会編），日本呼吸器学会，2008

ミニコラム④　院内感染の起炎菌 "SPACE＋α"

院内感染の起炎菌となるグラム陰性桿菌のうち，セラチア（*Serratia marcescens*），緑膿菌（*Pseudomonas aeruginosa*），アシネトバクター（*Acinetobacter baumannii*），シトロバクター（*Citrobacter freundii*），エンテロバクター（*Enterobacter cloacae*）は，その頭文字をとって「SPACE」と呼ばれています．SPACEは院内の湿潤した環境などから検出され，かつ耐性傾向が強いという共通の特徴をもつため，院内感染の起炎菌として常に念頭においておく必要があります．また，これらの治療で第4世代セフェムやカルバペネムを使用した後に難治性の感染症を起こす菌（＋α）としてセパシア（*Burkholderia cepacia*）とマルトフィリア（*Stenotrophomonas maltophilia*）があります．これらは主に肺炎やカテーテルからの血流感染を起こしますが，多剤耐性であることや患者背景（免疫不全や低栄養など）も相まって治療には非常に難渋します．適切な抗菌化学療法を行い，少しでもSPACE＋αによる院内感染に遭遇する機会を減らしていきたいものです．

Part 2 実践編

4 尿路感染症
単純？ 複雑？ それとも…？

● **はじめに**

今回は尿路感染症が疑われる症例について診療のエッセンスをみていきましょう．

症例 4

【症　例】28歳，女性．【主　訴】頻尿，排尿時痛，残尿感．
【既往歴】過去に1度膀胱炎の既往がある．
【現病歴】来院前日の朝から頻尿と残尿感を自覚していた．夜から排尿時痛を伴うようになり，尿の混濁も認めたため翌日内科外来を受診した．
【身体所見】血圧108/72 mmHg，脈拍68回/分，体温36.2℃，頭頸部から胸部まで特記所見なし．下腹部を押すと軽度の違和感あり．腰背部の叩打痛なし．
【検査所見】尿検査：潜血（1＋），蛋白（1＋），糖（－），亜硝酸塩（＋），赤血球1〜9/HPF，白血球＞100/HPF，細菌（3＋），グラム染色所見（図1）．

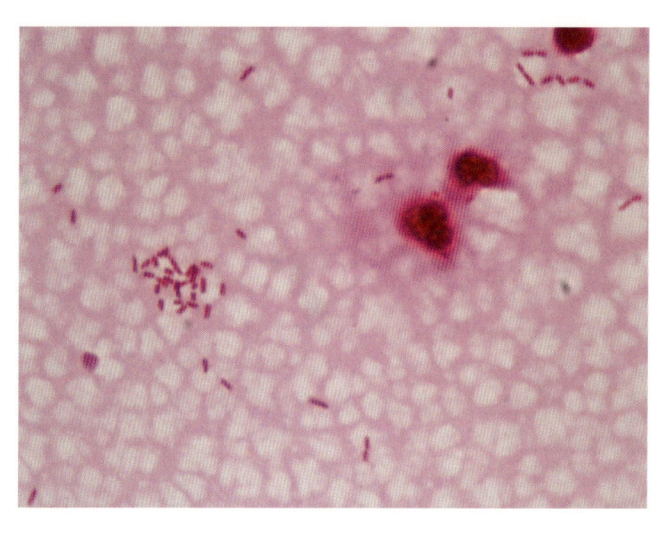

図1 症例4の尿グラム染色所見（×1,000）
多数のグラム陰性桿菌と白血球を認める．

❶ 尿路感染症を疑ったら，まず「膿尿」と「細菌尿」を確認しよう！

　頻尿，排尿時痛，残尿感といった典型的な膀胱炎症状を呈し，かつ一般の尿検査でも尿路感染症に矛盾しない**膿尿**と**細菌尿**（表1に定義を示します）の所見が確認されました．尿の一般検査では表2に示すように，**白血球エステラーゼ試験**で膿尿を検出し，**亜硝酸塩試験**で細菌尿を検出していますが，本症例のように典型的な膀胱炎であれば，通常グラム染色のみで起炎菌の推定を含めた尿路感染症の診断が可能です．

　本症例は，発熱や肋骨脊柱角（costvertebral angle：CVA）の叩打痛を認めないことや，これまで特に問題となる泌尿器科の基礎疾患もないことから，グラム陰性桿菌（大腸菌を推定）による単純性の膀胱炎と診断しました．セフォチアム ヘキセチル（CTM-HE）1回200 mg 1日3回 経口投与を5日間行い治療しました．尿培養ではペニシリンとアンピシリン以外の抗菌薬に感受性のある大腸菌が同定されました．

最終診断：大腸菌（*Escherichia coli*）による単純性膀胱炎

表1　膿尿，細菌尿の定義とグラム染色での評価

膿尿	
定義	尿中に10個/μL以上の白血球が存在する状態 （尿沈渣で白血球5個/HPF**以上に相当）
グラム染色での評価*	1視野あたり1個以上の白血球が認められれば膿尿に相当する
細菌尿	
定義	尿中に10^5 CFU/mL***以上の細菌が存在する状態
グラム染色での評価*	1視野あたり1個以上の細菌が認められれば細菌尿に相当する

*　：遠心分離していない尿を1滴スライドに滴下して標本を作製し，1,000倍で観察する．
**　：HPF（high power field）は400倍での鏡検を示す．
***：10^5CFU（colony-forming unit）/mLは1 mLの検体を$1/10^5$まで希釈して培養した際に1個のコロニーが形成されることを意味する．

表2　白血球エステラーゼ試験と亜硝酸塩試験

尿中白血球エステラーゼ試験　…膿尿を検出	
原理	好中球がもつエステラーゼを試験紙で検出する
解釈	尿中の白血球数が10〜25個/μL以上であれば陽性となる
注意点	・高濃度の糖尿や蛋白尿，高比重尿では「偽陰性」となる ・セフェム系抗菌薬やテトラサイクリン系抗菌薬の投与で「偽陰性」となる
尿中亜硝酸塩試験　…細菌尿を検出	
原理	硝酸塩が細菌により還元され亜硝酸塩になる反応を試験紙で検出する
解釈	陽性であれば，その尿中の細菌数は10^5CFU/mLに相当する
注意点	・細菌による硝酸塩の還元には4時間以上を要するため，一定時間以上膀胱に貯留した尿でないと「偽陰性」となる ・もともと硝酸塩還元酵素をもたない細菌（グラム陽性球菌や緑膿菌など）では「陰性」となる ・ビタミンCの摂取で「偽陽性」となる

> **エッセンス ①**
> ・尿の一般検査（沈渣を含む）と細菌検査（グラム染色と培養検査）から，尿路感染症を的確に診断しよう

症例 5

【症 例】74歳，男性．【主 訴】頻尿，残尿感，排尿時痛．
【既往歴】数年前から高血圧で定期通院中．
【現病歴】来院の2，3日前から排尿時痛と残尿感，頻尿を自覚していた．症状が改善しないため内科外来を受診した．
【身体所見】血圧138/84 mmHg，脈拍78回/分，体温36.7℃，頭頸部から腹部まで特記所見なし．腰背部の叩打痛なし．陰茎や陰嚢には視診や触診で特記所見なし．直腸診では肥大した前立腺を触れるが，明らかな圧痛なし．
【検査所見】尿検査：潜血（±），蛋白（1＋），糖（－），亜硝酸塩（－），赤血球1〜9/HPF，白血球50〜99/HPF，細菌（3＋），グラム染色所見（図2）．

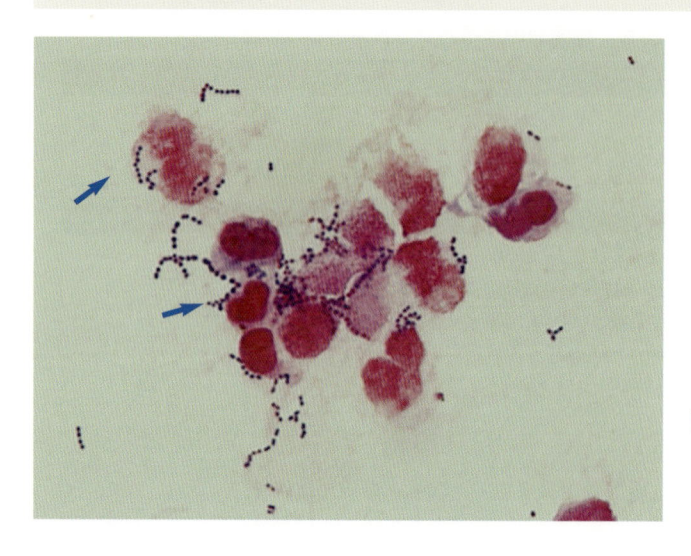

図2 症例5のグラム染色所見（×1,000）
多数の白血球とグラム陽性の連鎖球菌を認める．➡は貪食像．

❷ 尿路感染症のパターン分類を押さえよう！

　　尿路感染症はいくつかの視点で分類することができます．すなわち，時間（急性or慢性），性別（女性or男性），年齢（小児or成人or高齢者），解剖（上部：腎盂などor下部：尿道や膀胱），基礎疾患の有無（単純性or複雑性）などです．しかし実際には，尿路感染症には一定のパターンがあり，例えば，基礎疾患のない**単純性尿路感染症**は通常「**急性**」で「**女性**」に発症し，大腸菌に代表されるグラム陰性桿菌が起炎菌となります．一方で，基礎疾患を有する**複雑性尿路感染症**は，「**慢性もしくは反復性**」であることが多く，起炎菌もグラム陽性球菌や一部耐性傾向のあるグラム陰性桿菌であることが多いです．また「**男性**」の尿路感染症は基本的に複雑性尿路感染症と考え，必ず基礎疾患を確認する必要があります．なお，尿道炎は男女と

もに**性感染症**（sexually transmitted infection：STI）としての要素が強く，またグラム染色で染まらない細菌が起炎菌となることがあるため，その診断法や治療法が他の尿路感染症とは異なることに注意します．以上をまとめると，尿路感染症の臨床的な分類は表3のようになります．

表3　尿路感染症の分類と主な起炎菌

① 単純性尿路感染症	
膀胱炎	[GNR]　*Escherichia coli*，*Klebsiella pneumoniae*，*Proteus mirabilis*
腎盂腎炎	[GPC]　*Staphylococcus saprophyticus*（主として膀胱炎）
② 複雑性尿路感染症	
膀胱炎	[GNR]　*Escherichia coli*，*Klebsiella pneumoniae*，*Proteus vulgaris*
腎盂腎炎	*Pseudomonas aeruginosa* に代表される「SPACE」
カテーテル関連尿路感染症（CAUTI）	[GPC]　*Enterococcus faecalis*，*Staphylococcus aureus*，*Streptococcus* spp. [真菌]　*Candida* spp.（主としてCAUTI）
③ 性感染症（STI）の要素がある尿路感染症	
尿道炎	[GPC]　*Neisseria gonorrhoeae* ［グラム染色で染まらない微生物］ 　　　　*Chlamydia trachomatis*，*Mycoplasma genitarium*，*Ureaplasma urealyticum*
前立腺炎	主として若年者 … 上記の尿道炎の起炎菌
精巣上体炎	主として中高年者，男性同性愛者 … 複雑性尿路感染症をきたすGNR

GNR：Gram negative rods（グラム陰性桿菌），GPC：Gram positive cocci（グラム陽性球菌），
CAUTI：catheter-associated urinary tract infection，STI：sexually transmitted infection.

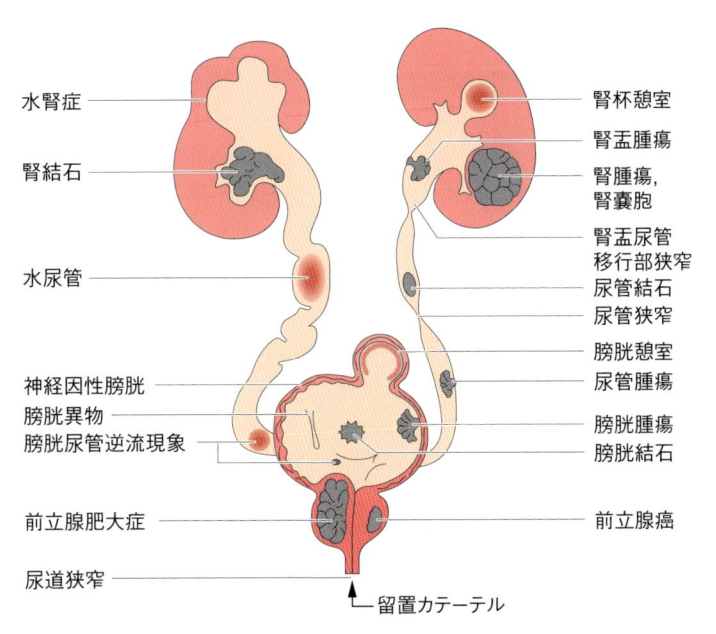

図3　複雑性尿路感染症の基礎疾患
文献1，p.102より引用．

さて，本症例は，症例4と同じく尿路感染症を示唆する症状で受診されましたが，高齢でしかも男性であることが大きく異なる点です．すなわち複雑性尿路感染症を考えなければならない状況であり，その基礎疾患を検討する必要があります（図3）．身体所見やバイタルサインより腎盂腎炎や精巣上体炎，前立腺炎は考えにくく，前立腺肥大を背景とした膀胱炎が考えられました．詳しく病歴を聴取すると，以前に前立腺肥大症で他院泌尿器科へ通院し投薬を受けていましたが，現在は通院を自己中断しているとのことでした．グラム染色所見より，腸球菌（*Enterococcus* sp.）による尿路感染症と考えアンピシリン（ABPC）1回500 mg 1日3回経口投与を7日間行い治療しました．尿培養では腸球菌ではなくB群連鎖球菌が同定されました．通常，男性の尿路感染症でB群連鎖球菌のような *Streptococcus* spp. が起炎菌となることは少ないですが，グラム染色ならびに尿培養を提出することで頻度の低い起炎菌を同定し，適切な抗菌薬（スペクトラムが狭く，グラム陽性球菌に対して高い抗菌活性をもつペニシリン系抗菌薬）で治療できた1例です．なお本症例は，治療後に再度泌尿器科へ通院するように説明し，前立腺癌など他の基礎疾患がないか評価してもらいました．

最終診断：B群連鎖球菌（*Streptococcus agalactiae*）による複雑性膀胱炎

エッセンス❷

- 尿路感染症には一定のパターンがあることを覚えておこう
- 男性の尿路感染症は「複雑性尿路感染症」であると認識し，必ず基礎疾患を確認しよう
- 複雑性尿路感染症の起炎菌は多岐にわたり，反復することも多いため，必ず尿のグラム染色と培養検査を行って起炎菌を同定しよう

症例6

【症　例】41歳，女性．【主　訴】持続的な下腹部痛，頻尿，悪寒を伴う発熱．
【現病歴】来院の2日前より持続的な下腹部痛が出現したが自宅で様子をみていた．来院前日より頻尿を自覚し，来院当日より悪寒を伴う38℃台の発熱と悪心，嘔吐を認めたため救急外来を受診した．
【身体所見】意識は清明．血圧120/70 mmHg，脈拍103回/分，体温38.2℃，呼吸数18回/分．頭頸部から胸部領域には特記すべき所見なし．腹部は柔らかく腸雑音の減弱亢進なし．下腹部に軽度圧痛あり．筋性防御や反跳痛は認めず．左CVA叩打痛を認める．
【検査所見】血液検査：WBC 10,600/μL，Hb 12.6 g/dL，Plt 31.0万/μL，CRP 3.89 mg/dL，BUN 12 mg/dL，Cre 0.5 mg/dL．尿検査：潜血（2＋），蛋白（1＋），糖（－），亜硝酸塩（＋），赤血球50〜99/HPF，白血球＞100/HPF，細菌（2＋），白血球円柱（＋），グラム染色所見（図4）．

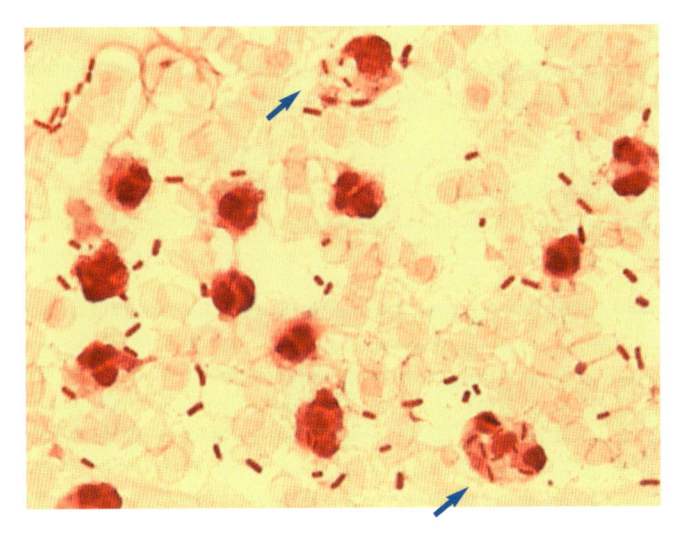

図4　症例6の尿グラム染色所見（×1,000）
太くてぼってりとしたグラム陰性桿菌と，多数の白血球および赤血球を認める．
➡は貪食像．

❸ 腎盂腎炎の特徴と治療方針を確認しておこう！

　本症例は膀胱刺激症状と尿路感染症に矛盾しない尿所見があり，悪寒を伴う発熱やCVA叩打痛を認めていることから急性の腎盂腎炎を疑いました．血液培養（2セット）と尿培養の検体を採取後に腹部エコーと腹部単純X線を行いましたが，明らかな水腎症や尿管結石の所見は認めませんでした．尿のグラム染色では太めのグラム陰性桿菌と白血球が多数確認されたため，クレブシエラなどのグラム陰性の腸内細菌による腎盂腎炎と考え第3世代セフェム系抗菌薬であるセフォタキシム（CTX）1回1g 1日3回 点滴静注を開始し入院としました．入院翌々日までは38℃台の発熱を認めていましたが，それ以降は解熱しました．後日，クレブシエラ ニューモニエ（*Klebsiella pneumoniae*）が尿培養，血液培養のいずれからも検出されました．第1世代セフェムに感受性が保たれていたため，入院5日目よりセファゾリン（CEZ）1回1g 1日3回へde-escalation（狭域の抗菌薬へ変更）し合計14日間治療を行いました．

> **最終診断：敗血症を伴ったクレブシエラ ニューモニエ（*Klebsiella pneumoniae*）による単純性腎盂腎炎**

　膀胱炎や尿道炎と異なり，**腎盂腎炎は血流が豊富な実質臓器の感染症**であり，病態としては腎実質に微小な膿瘍が無数に形成されていると考える必要があります．そのため，敗血症を合併する可能性の高い全身性の感染症と考え，**必ず血液培養を行っておきます**．敗血症が確認されれば抗菌薬は経静脈的に投与する必要があり，治療期間も2週間と長めにする必要があるからです．なお，微小な膿瘍を形成していることもあって，有効な抗菌薬を投与しても2～3日は解熱しないこともよくみられますので，治療開始から1日や2日で慌てて抗菌薬を変更しないように注意しましょう．ただし，4日目以降も発熱が続く場合には，投与中の抗菌薬が無効である耐性菌が起炎菌となっている可能性や，抗菌薬が移行しにくい解剖学的な問題，すなわち尿路結石や腎嚢胞の嚢胞内感染，糖尿病患者に多い気腫性腎盂腎炎といった複雑性尿路感染症の要素がないかを検討する必要があります．

> **エッセンス ❸**
> ・腎盂腎炎は菌血症や敗血症を伴うことが多い感染症であるため，尿培養に加え必ず血液培養も行う
> ・腎盂腎炎では有効な抗菌薬が投与されてもすぐに解熱しないことがあるので，慌てて抗菌薬を変更しない

症例 7

【症　例】76歳，男性．【主　訴】発熱．
【既往歴】数年前に特発性肺線維症（idiopathic pulmonary fibrosis：IPF）と診断され在宅酸素療法を導入されている．
【現病歴】数日前からの呼吸困難を主訴に受診され，気道感染を契機としたIPFの増悪との診断で入院となった．マスクでの酸素投与では低酸素血症の改善が得られなかったため，非侵襲的陽圧換気療法（non-invasive positive pressure ventilation：NPPV）が開始された．ベッドから移動ができないことから，尿道カテーテルが留置された．ステロイドとセフェム系の抗菌薬が投与され，呼吸状態は改善してきたが，入院10日目より発熱を認めるようになった．熱源精査のため，各種の培養検査（喀痰，血液，尿，中心静脈カテーテルの先端）が行われた．
【検査所見】尿のグラム染色所見（図5）．

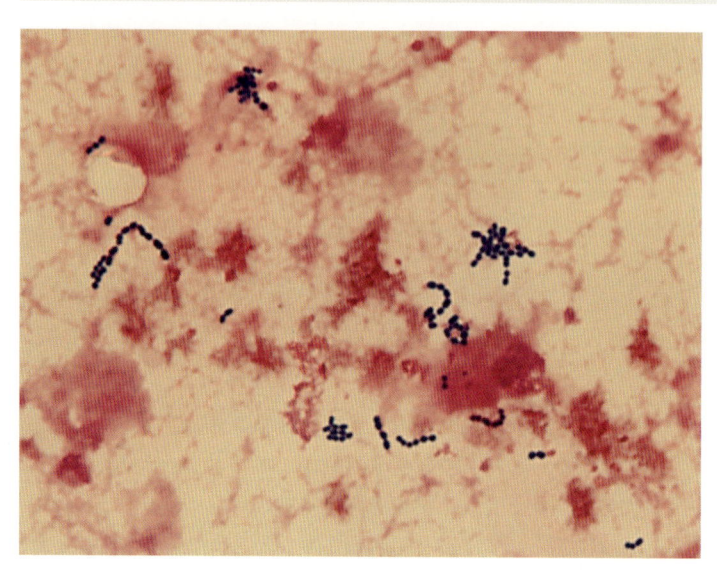

図5　症例7のグラム染色所見（×1,000）
短い連鎖のグラム陽性球菌を認める．

❹ カテーテル関連尿路感染症（CAUTI）の特徴と起炎菌

　喀痰のグラム染色では有意な細菌は認められず培養も陰性でした．血液培養は2セット行いましたがいずれも陰性であり，中心静脈カテーテル先端の培養も陰性でした．尿のグラム染色で短い連鎖のグラム陽性球菌を多数認め，ほかに熱源となる感染症が指摘できなかったことから，腸球菌（*Enterococcus* sp.）によるカテーテル関連尿路感染症（catheter-associated urinary tract infection：CAUTI）と考え，尿道カテーテルを抜去したうえでバンコマイシン（VCM）1回1g 1日2回の経静脈投与を開始しました．尿培養では腸球菌（*Enterococcus faecalis*）が同定されたため，薬剤感受性を確認のうえ，抗菌薬をアンピシリン（ABPC）1回2g 1日4回へ変更し合計7日間治療しました．

> 最終診断：腸球菌（*Enterococcus faecalis*）によるカテーテル関連尿路感染症（腎盂腎炎）

　日常診療で問題となるCAUTIは，そのほとんどが尿道留置カテーテル（Foleyカテーテル）に伴うものであり，特殊なカテーテルとしては，主に泌尿器科で使用される膀胱瘻用のカテーテルやdouble Jカテーテルなどがあります．CAUTIは複雑性尿路感染症に位置づけられるため（表3），治療にあたってはその特徴を理解しておく必要があります．すなわち，通常は無症候性の細菌尿を呈するのみで治療を要しないことが多いですが，長期留置に伴い閉塞機転が働くと急激に腎盂腎炎をきたすこと，男性では前立腺炎や精巣上体炎の原因になりうること，細菌がカテーテル表面にバイオフィルムを形成するためカテーテルを抜去（もしくは交換）しなければ，抗菌薬の効果が十分得られなかったり抗菌薬中止後に再発をきたしたりすることなどです．また，CAUTIはその多くが院内感染として発症するため，起炎菌はおのずと耐性菌の関与が多くなります．したがって，グラム染色を行って起炎菌を確認すること，検体を培養検査に提出して起炎菌を同定し薬剤感受性を確認することが重要です．

> **エッセンス❹**
> - CAUTIでは無症候性の細菌尿であることも少なくないため，安易に感染源と決めつけない（他の感染症を除外することが必要）
> - CAUTIを治療する際は，抗菌薬投与だけではなく，必ずカテーテルを抜去（もしくは交換）する必要がある

症例 8

- **【症　例】** 28歳，男性．**【主　訴】** 排尿時痛，下着に膿がついている．
- **【既往歴】** 特記なし．
- **【現病歴】** 受診前日より排尿時痛を自覚し，下着も膿で汚れていることから内科外来を受診した．
- **【身体所見】** 頭頸部から腹部まで特記所見なし．視診や触診では陰茎や陰嚢に特記所見なし．ただし，尿道口を指で押し広げると，尿道内に膿の存在が確認された．
- **【検査所見】** 尿道分泌物のグラム染色所見（図6）．

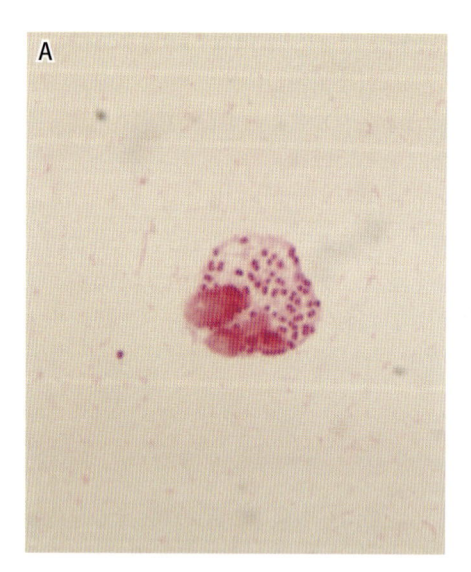

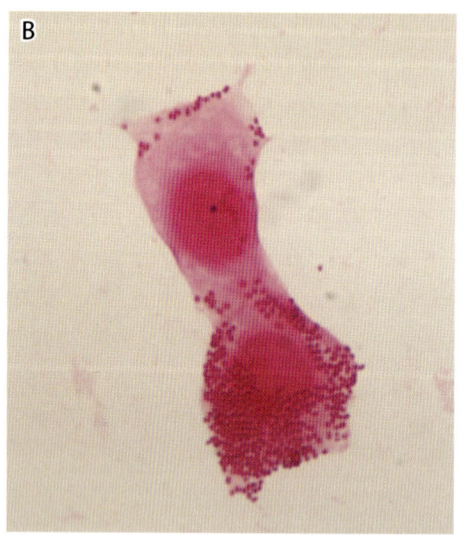

図6　症例8の尿道分泌物のグラム染色（×1,000）
白血球に貪食されたグラム陰性球菌（A）と扁平上皮細胞に多数付着したグラム陰性球菌（B）．

❺ 性感染症の要素がある尿路感染症のマネージメント

　症状やグラム染色の所見より淋菌（*Neisseria gonorrhoeae*）による尿道炎と診断し，セフトリアキソン（CTRX）1gを単回で点滴静注射しました．またクラミジア尿道炎の合併も考え，アジスロマイシン（AZM）1gを単回で経口投与しました．尿培養（初尿）と尿のクラミジア トラコマティス（*Chlamydia trachomatis*）PCRを提出したところ，培養では淋菌が同定されましたが，クラミジア トラコマティスのPCRは陰性でした．病歴聴取では，症状の出現する1週間前に性風俗店でoral sexがあったとのことが確認され，感染源と考えられました．

> 最終診断：淋菌（*Neisseria gonorrhoeae*）による尿道炎（クラミジア尿道炎の合併なし）

　淋菌性尿道炎とクラミジア尿道炎は合併していることが多いとされますが，受診当日にはこれらの合併を正確に判断することは困難です（典型的な尿道炎の症状と尿道分泌物のグラム染色で淋菌感染の有無はある程度判断できますが，クラミジアはグラム染色では染まらないため後日PCRの結果を待たなければ確定診断できません）．したがって一般的な対応として，グラム染色で淋菌の所見があれば淋菌およびクラミジア両者の治療を行い，淋菌を疑う所見がなければクラミジアなどの非淋菌性尿道炎と判断してアジスロマイシンやドキシサイクリンの投与を行うことになります．

　なお，STIでは，常に同じ経路で感染しうる他のSTIの可能性を考えることが非常に重要です．詳細は割愛しますが，患者さんの背景（SEXパートナーの有無や数，同性愛者かどうか，性風俗店の利用など）を病歴聴取で確認しつつ，梅毒やウイルス性肝炎（特にHBV），HIV感染といったSTIの可能性を考えて，患者さん本人へこれらの検査の必要性を説明する必要があります（これはもはや医師の義務といってもよいでしょう）．

エッセンス 5

- 尿道炎は性感染症の要素がある尿路感染症である
- 淋菌性尿道炎とクラミジア尿道炎は合併することが多く，臨床的には両者を治療することが多い
- 尿道炎などの性感染症を診断したら，必ず他の性感染症の可能性についても検討する

● まとめ

今回はグラム染色に基づいた尿路感染症の診断とそのマネージメントについて解説しました．単純性膀胱炎のようなコモンな疾患から，耐性菌が関与するようなカテーテル関連の尿路感染症，そして性感染症など，日常診療で出会う頻度が高く，また疾患の幅が広いのが尿路感染症の特徴です．尿路感染症は，呼吸器感染症と同様に検体が得られやすい感染症であるため，積極的にグラム染色を行って診断と治療に活かしてほしいと思います．

文献・参考文献

1) 公文裕巳 ほか：9．尿路感染症．「Q＆Aで読む 細菌感染症の臨床と検査」(五島瑳智子/監)，pp.101-107，国際医学出版，2005
2) 川上小夜子 ほか：2．感染症別検査法の整理 ②尿路感染症．「感染症診断に必要な微生物検査」(菅野治重，川上小夜子/監)，pp.22-32，ライフ・サイエンス，2003
3) 濱砂良一：カテーテル関連尿路感染症（CAUTI）の発症様式．感染対策ICTジャーナル，5：273-277，2010
4) Fekete, T.：Urinary tract infection associated with urethral catheters. UpToDate, 2011
5) 青木 眞：第Ⅶ章 尿路・泌尿器関連感染症．「レジデントのための感染症診療マニュアル 第2版」，pp.547-584，医学書院，2008

ミニコラム⑤

ウロバッグが紫色に染まる！ "purple urine bag syndrome（PUBS）"

　研修医時代，寝たきりで尿道留置カテーテルが長期間留置されている女性患者さんを担当していたときのことです．ある日カテーテルとそれに接続されているウロバッグが紫色に変色していました（**図7**）．赤色（血尿）ならまだ理解できますが，「尿が紫色になるなんて，いったいどうなっているんだ！」と焦ったことを今でも忘れられません．この現象には「purple urine bag syndrome（PUBS）」というそのまんまの名前がついているのですが，これは以下のような機序で起こるとされます．

　慢性の便秘などで腸管内にアミノ酸の1種であるトリプトファンが増加し，これが腸内細菌によってインドールへ分解されます．インドールは腸管から吸収され門脈系でインドキシルを経てインジカンへ代謝され，最終的に尿へ排出されます．このインジカンは*Klebsiella* spp.や*Proteus* spp.といった腸内細菌科の細菌の酵素によってインジゴ（青色）とインジルビン（赤色）に分解されます．これらがカテーテルやウロバックの内壁に沈着することで紫色を呈するようになります．したがって，「便秘」と「尿路内の細菌の存在」，「尿道留置カテーテルの存在」があればPUBSが起きるといえるでしょう（このような状況は決して稀ではないはずですが，筆者はこれまで数例しか経験がありません）．治療に関しては，尿路感染症が問題となっていれば抗菌薬の投与を考えますが，抗菌薬の投与を必要としない無症候性細菌尿であれば，むしろ便秘対策やカテーテルの抜去を行うことが治療になるといえます．なお，先天的にトリプトファンの吸収障害がある小児では同様の機序でおむつが青紫色に染まることがあり，青いおむつ症候群（blue diaper syndrome）と呼ばれているそうです．

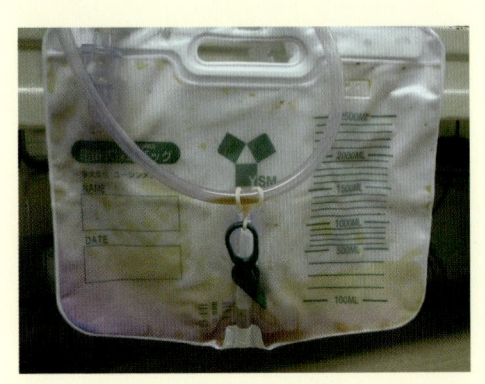

図7　紫色になったウロバッグ

Part 2 実践編

5 腸管感染症
状況に応じた下痢へのアプローチ

● **はじめに**

今回は発熱を伴う下痢や腹痛という，よく目にする症状でおなじみの腸管感染症にアプローチしてみましょう．

症例9

【症　例】34歳，女性．【主　訴】下痢，腹痛．
【既往歴】特記なし．【海外渡航歴】なし．【ペット飼育】なし，その他の動物との接触もなし．
【現病歴】来院の前日から間欠的な腹痛と頻回の水様性下痢が出現．市販の整腸剤を服用したが症状が改善しないため内科外来を受診した．病歴聴取にて，4日前に近所の焼肉店で飲食をしたこと，一緒に焼き肉を食べた夫も同様の症状を呈していることが確認された．
【身体所見】血圧 130/80 mmHg，脈拍 98回/分，体温 38.0 ℃．腹部は軟らかく腸蠕動音は亢進．臍右側を中心に軽度圧痛あり．反跳痛や筋性防御は認めない．
【検査所見】血液検査：WBC 12,400/μL，Hb 13.0 g/dL，Plt 24.0万/μL，CRP 4.20 mg/dL，尿検査：潜血（−），蛋白（±），糖（−），亜硝酸塩（−），白血球（−），便検査：グラム染色所見（図1）．

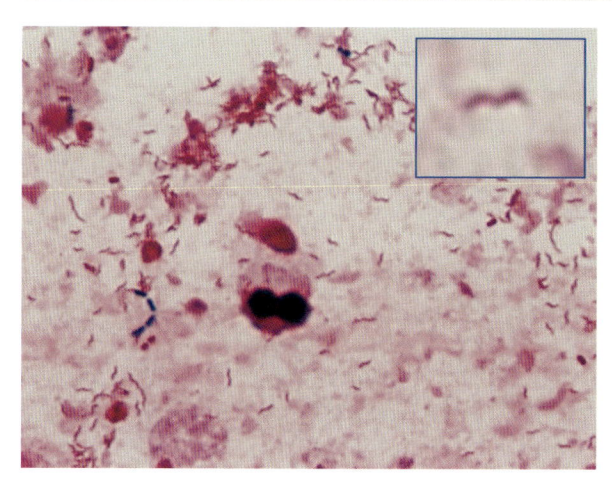

図1　症例9の便のグラム染色所見（×1,000）
　らせん状に淡く染まる多数のグラム陰性桿菌と好中球を認める．右上は拡大画像（カモメの翼 gull wing と表現される形態である）．

5　腸管感染症　99

❶ グラム染色で診断可能な急性下痢症の起炎菌

　水様性の下痢と腹痛を主訴に受診された特に基礎疾患のない女性です．便の性状は水様性の茶色便であり，肉眼的な血便は認めませんでした．腹痛のみであれば当然その鑑別疾患は消化器疾患にとどまらず，泌尿器疾患や婦人科疾患，血管系の疾患など多岐に渡りますが，頻回の下痢（特に水様性の下痢）を認めていれば鑑別の上位にくるのはおのずと消化器疾患です（もちろん例外はあります）．

　内科外来や救急外来において腹痛や下痢，悪心，嘔吐といった消化器症状は呼吸器の症状と並んで頻度の高い主訴です．したがって経過などから，ある程度カテゴリー別に疾患を想定する必要があります．腹痛の場合，**突然の発症（sudden onset）**であれば血管系の閉塞や破裂，結石の嵌頓など「破れたり詰まったりする疾患」を考えますが，**急性発症（acute onset）**であれば「腸管や肝胆道系を中心とした感染症」の頻度が高くなります．また**亜急性〜慢性発症（subacute〜chronic onset）**であれば，感染症以外の炎症性腸疾患（潰瘍性大腸炎やCrohn病），過敏性腸症候群，悪性腫瘍や自己免疫性疾患の可能性を考える必要があります．

　本症例でのポイントは，若い女性で**急性発症の下痢と腹痛**があり数日前に焼肉店で飲食歴があること，飲食をともにした家族に同様の消化器症状を認めていることです．すなわち腸管感染症のなかでも特に**食中毒**の可能性を考えるべきシチュエーションです．

　図1に示すように，本症例では便中に**淡くグラム陰性に染まったらせん状の桿菌**を確認することができ，その特徴的な形態から**キャンピロバクターによる感染性腸炎**と診断しました（後日便培養で*Campylobacter jejuni*が同定されたことも確認）．キャンピロバクターは家畜の腸管に感染しており，人には鶏肉などの食肉を介して感染します．ただし，潜伏期間に幅がある（2〜10日）ため，原因食材が不明であることも少なくありません．キャンピロバクター腸炎は腹痛のわりには炎症反応が軽微である症例もあり，下痢の程度もさまざまであることから，筆者の経験からも相当数がウイルス性腸炎として見逃されていると思われます．症状が軽症であれば対症療法のみで経過をみることも可能ですが，腹痛や血便が顕著である症例や炎症反応が高い症例ではエリスロマイシン（EM）やクラリスロマイシン（CAM）といったマクロライド系抗菌薬を処方します（ニューキノロン系の抗菌薬は耐性菌の頻度が多くなっているため選択しません）．本症例はクラリスロマイシンを1回200 mg 1日2回を5日間投与し症状は軽快しました．

　下痢症の原因となる病原微生物には表1に示すようなものがありますが，**グラム染色で診断が可能であるのはキャンピロバクターのみである**といってもよいでしょう．したがって，市中の腸管感染症に遭遇して便のグラム染色を行う場合には，キャンピロバクターにターゲットを絞って観察し，特徴的な形態の菌体が確認されたら必要に応じて抗菌薬を処方します．ただし，本症例のように便中に多量の菌を認める症例はむしろ少なく，発見するのにはある程度の慣れが必要です．

最終診断：キャンピロバクター（*Campylobacter jejuni*）による感染性腸炎

　なお，便検体は喀痰や尿に比べると外来診察時に採取が困難であるケースがありますが，その際には肛門内にスワブを挿入して検体を得ることも可能です（便が出ないといって検体提出を拒んでいる患者さんも，「ではスワブを入れさせてください」というと検体を出してくれる

表1 下痢症の原因となる主な病原微生物

細菌
キャンピロバクター（*Campylobacter jejuni*），サルモネラ（*Salmonella* spp.），ビブリオ（*Vibrio* spp.），赤痢菌（*Shigella* spp.），エルシニア（*Yersinia enterocolitica*），エロモナス（*Aeromonas* spp.），プレシオモナス（*Plesiomonas* spp.），大腸菌〔*Escherichia coli*（EHEC*，ETEC*，EPEC，EIEC，EAggEC*）〕，黄色ブドウ球菌（*Staphylococcus aureus**），セレウス菌（*Bacillus cereus**），クロストリジウム ディフィシレ（*Clostridium difficile**），ウェルシュ菌（*Clostridium perfringens**），抗酸菌（*Mycobacterium tuberculosis* や *M. avium-intracellulare* complex）
ウイルス
ロタウイルス（Rotavirus），ノロウイルス（Norovirus），アデノウイルス（Adenovirus），アストロウイルス（Astrovirus），エンテロウイルス（Enterovirus），サイトメガロウイルス（Cytomegalovirus），A型肝炎ウイルス（Hepatitis A virus）
寄生虫
赤痢アメーバ（*Entamoeba histolytica*），ランブル鞭毛虫（*Giardia lamblia*），クリプトスポリジウム（*Cryptosporidium parvum*），戦争イソスポーラ（*Isospora belli*），サイクロスポーラ（*Cyclospora cayetanensis*），ブラストシスチス（*Blastocystis hominis*），糞線虫（*Strongyloides stercoralis*）

＊は主に産生する毒素が下痢の原因となる病原微生物
EHEC：enterohemorrhagic *E. coli*（腸管出血性大腸菌），ETEC：enterotoxigenic *E. coli*（腸管毒素原性大腸菌），
EPEC：enteropathogenic *E. coli*（腸管病原性大腸菌），EIEC：enteroinvasive *E. coli*（腸管侵入性大腸菌），
EAggEC：enteroaggregative *E. coli*（腸管凝集性大腸菌）．

こともあります）．本書でくり返し述べていますが，検体を得る努力はとても大切です．

エッセンス ❶

- 感染性腸炎が疑われたら，キャンピロバクターにターゲットを絞って便のグラム染色をしてみよう

症例 10

【症　例】78歳，男性．【主　訴】発熱，下痢．
【既往歴】肺腺癌．
【現病歴】Ⅳ期の肺癌に対して化学療法が行われていたが，病状の進行に伴いADL（activities of daily living）が低下しベッド上臥位で過ごすことが多くなっていた．経過中に肺炎を発症し，第3世代セフェム系抗菌薬であるセフトリアキソン（CTRX）で加療されたが，肺炎の治癒後に38〜39℃の発熱と水様便を認めるようになった．
【身体所見】腹部に自発痛や圧痛は認めず．腸蠕動音はやや亢進．
【検査所見】血液検査：WBC 16,200/μL，Hb 11.3 g/dL，Plt 18.4万/μL，CRP 6.80 mg/dL．
　　　　　　便検査：グラム染色所見（図2）．

❷ 院内で発症した下痢症へのアプローチ

下痢症は急性，慢性といった経過だけでなく，市中発症の下痢症と院内発症の下痢症にも分けることができます．市中の下痢症は症例9でも述べた通り，原因の特定が困難なウイルス性の胃腸炎をはじめとした感染性腸炎の頻度が高いですが，院内では表2に示すように感染症以外の原因

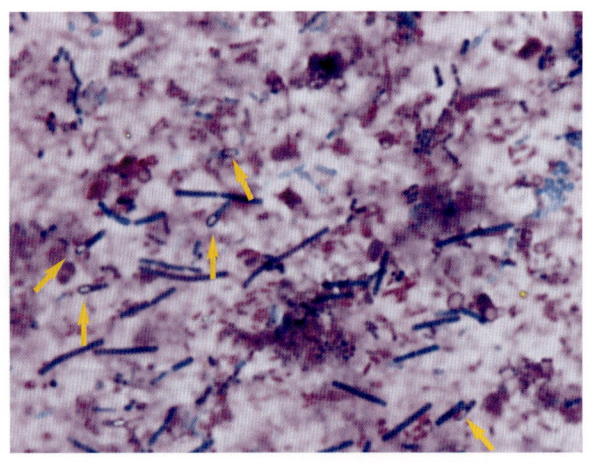

図2 症例10の便のグラム染色所見（×1,000）
やや長めのグラム陽性桿菌を認める。一部は菌体内部に芽胞（→）を有している。

表2 院内で発症する下痢の原因

浸透圧性下痢
・浸透圧性下剤や制酸薬（いずれもMg²⁺などを含む）の使用 ・経管栄養
分泌性下痢
・刺激性下剤の使用 ・小腸疾患や小腸切除
炎症性下痢
・偽膜性腸炎 ・消化管の悪性腫瘍や炎症性腸疾患など
脂肪性下痢
・膵外分泌機能不全（慢性膵炎など） ・肝硬変や胆管閉塞
腸管運動機能不全
・手術による迷走神経の切除 ・過敏性腸症候群
・甲状腺機能亢進症や糖尿病による腸管運動異常
その他の医原性下痢
・薬剤（抗菌薬，抗癌剤，NSAID）や放射線による腸炎 ・移植片対宿主病

文献1より。

も多くなります。院内発症では，ウイルス性腸炎はノロウイルスの集団発生などを除けば稀です。

本症例は担癌患者で入院歴が長いこと，抗菌薬の投与後に下痢や発熱を認めるようになったことから**偽膜性腸炎**が第一に疑われました．そのため，クロストリジウム ディフィシレ（*Clostridium difficile*）が産生し下痢の原因となる**毒素**を便で確認したところ陽性が確認されました．診断確定後にメトロニダゾールを1回250 mg 1日4回投与したところ，数日後には発熱も下痢も消失しました．メトロニダゾールは計10日間投与し治療を終了しました．

最終診断：クロストリジウム ディフィシレ（*Clostridium difficile*）による偽膜性腸炎

偽膜性腸炎の起炎菌である*C. difficile*は偏性嫌気性のグラム陽性桿菌で，**芽胞を形成する**ことが特徴です．芽胞はその内部に菌体が圧縮され保存されている状態であり，長期間の乾燥に耐え，またアルコールや胃酸でも失活しません．そのため，接触感染対策を怠ると医療従事者を介して施設内で偽膜性腸炎が集団発生することがあります．抗菌薬の投与中または投与終了

から10週以内に発症することが多いですが，直近に抗菌薬の投与歴がなくても，栄養状態が不良な高齢者などが芽胞を摂取すれば偽膜性腸炎を発症する可能性が高くなります．なお偽膜性腸炎は内視鏡的な所見に基づいた病名であり，全例で内視鏡検査によって偽膜を確認しているわけではないこと，**出血性腸炎**や**中毒性巨大結腸症**など偽膜形成以外の病態もあることから，最近では**クロストリジウム ディフィシレ関連腸炎**（*C. difficile* associated colitis：CDAC）と呼ばれることもあります．診断は，通常*C. difficile*の産生する毒素である**toxinA**や**toxinB**を検出することによってなされます．診断が得られれば，メトロニダゾール1回250 mg 1日4回もしくはバンコマイシン（VCM）1回125 mg 1日4回をそれぞれ経口で10日間投与します（再発例や難治例の治療については成書を参考にしてください）．

　なお，便中に芽胞をもつグラム陽性桿菌を見出してもそれが毒素を産生し下痢の原因になっている*C. difficile*かどうかの判断はできないため，日常診療におけるグラム染色の有用性は限られているかもしれません．しかしながら，CDAC患者の便をグラム染色してみると，本症例のように芽胞をもつグラム陽性桿菌を多数認めることが多く，臨床情報を加味すれば，毒素検査の結果が得られる前にグラム染色でおおよその診断をつけることは可能です（ちなみに，ベテランの看護師さんが便の性状や臭いだけでCDAC患者の当たりをつけることはよく経験されます）．なお，前述した通り接触感染対策が重要な感染症であるため，グラム染色を行う際には顕微鏡周辺の環境が汚染しないように注意しましょう．

エッセンス❷

- 院内で発症する下痢の原因を整理しておこう
- 偽膜性腸炎の診断法や治療法を確認しておこう

症例 11

- 【症　例】34歳，男性．【主　訴】発熱，血便（粘血便）．
- 【既往歴】淋菌性尿道炎．
- 【現病歴】来院の数週間前より下痢を自覚していた．数日前より下痢便に新鮮血が混じるようになり，38℃台の発熱を伴うようになったため近医を受診した．精査のため下部消化管内視鏡検査が行われ，潰瘍性大腸炎が疑われたため当院へ紹介となった．
- 【身体所見】血圧140/86 mmHg，脈拍108回/分，体温37.8℃．眼瞼結膜に貧血なし．その他頭頸部から胸部領域には特記すべき所見なし．腸蠕動音はやや亢進，圧痛や自発痛は明らかなものなし．直腸診では直腸内に腫瘍性病変は認めず圧痛なし．手袋には粘血便が付着．
- 【検査所見】血液検査：WBC 3,300/μL, Hb 12.7 g/dL, Plt 31.9万/μL, CRP 6.89 mg/dL, 便の生標本所見（図3），下部消化管内視鏡所見（図4）．

❸ 性感染症としての腸管感染症

　本症例は発熱と血便の精査で下部消化管内視鏡検査が行われ，その所見より炎症性腸疾患である潰瘍性大腸炎が疑われた方です．当院でも下部消化管内視鏡検査が行われましたが，その

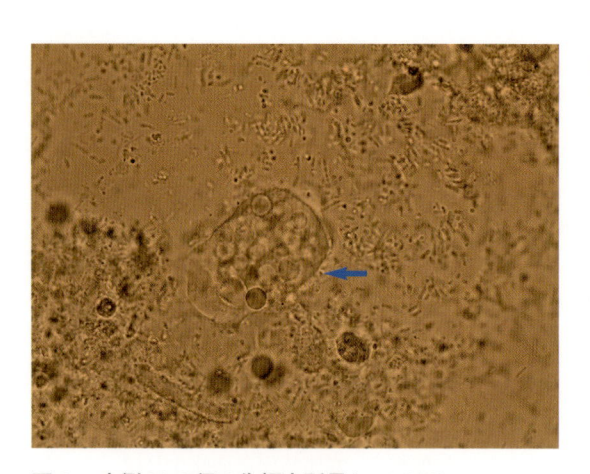

図3 症例11の便の生標本所見（×1,000）
赤血球を多数貪食している赤痢アメーバの栄養体（→）．
実際の鏡検では活発に運動している様子が観察された．

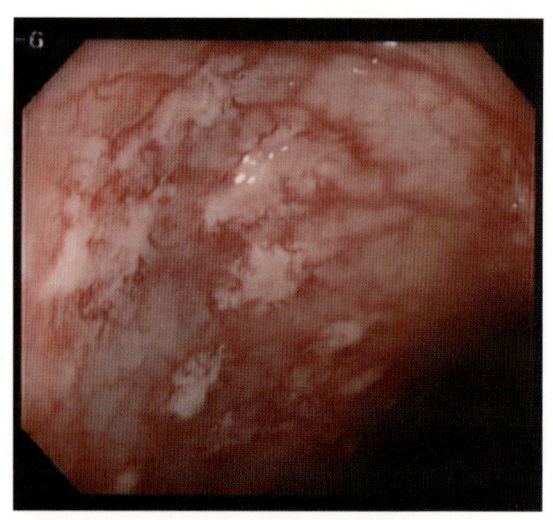

図4 症例11の下部消化管内視鏡所見
洗浄しても剝がれない辺縁不整な白苔が散在している．

際には潰瘍性大腸炎ではなく赤痢アメーバ大腸炎が第一に疑われました．実際に便や大腸液の生標本では**図3**のように，赤血球を貪食し運動性を有する赤痢アメーバの栄養体が確認され診断確定となりました．メトロニダゾールを1回750 mg 1日3回で投与したところ，2日目には解熱し血便も消失しました．計10日間投与し治療を終了しました．

なお，本症例は性感染症（淋菌性尿道炎）の既往や病歴聴取にて男性同性愛者であることが確認されたことから，HIV感染症のハイリスクであると考えられました．そこで，本人の同意を得たうえでHIV検査をしたところ陽性が確認されたため，赤痢アメーバ症の治療を行いながらHIV感染症に関しても精査加療を行うこととなりました．

> **最終診断：HIV感染者に発症した赤痢アメーバ（*Entamoeba histolytica*）による大腸炎**

赤痢アメーバ大腸炎は近年では主に男性同性愛者の性感染症（sexually transmitted infection：STI）としての新規報告が増えており，本症例のように同様のリスクファクターを有するHIV感染症が赤痢アメーバ感染症（腸炎だけでなく肝膿瘍や劇症型の軟部組織感染症もある）をきっかけに診断されることもあります．淋菌性尿道炎のようなSTIの既往歴は，赤痢アメーバ症やHIV感染症といった他のSTIを疑うきっかけとなります．

なお，性感染症としての腸管感染症は肛門性交を行う男性同性愛者で多くみられます．それらを**表3**にまとめておきます．

表3 性感染症としての腸管感染症

接触感染
肛門や直腸に直接接触することで感染する疾患
・梅毒やクラミジアなどによる直腸炎
・単純ヘルペスウイルスによる肛門周囲炎
・パピローマウイルスによる肛門や直腸の尖圭コンジローマ など

糞口感染
病原微生物を経口摂取することで感染する疾患
・ランブル鞭毛虫症
・クリプトスポリジウム症
・赤痢アメーバ症
・A型肝炎 など

> **エッセンス ❸**
> - 赤痢アメーバ症（大腸炎や肝膿瘍）は男性同性愛者における性感染症（STI）の可能性があることを認識しておこう
> - 性感染症としての腸管感染症があることを知っておこう

●まとめ

　今回は腸管感染症について解説しました．これまで取りあげてきた肺炎や尿路感染症に比べると，グラム染色が診断や治療の過程で重要な位置を占める割合は少ないと思われますが，それは起炎微生物が細菌に限らず原虫やウイルスなど多岐にわたっていることの表れです．したがって，グラム染色にこだわらず，生標本を直接鏡検したり，メチレンブルー染色やギムザ染色といった他の染色も有効に活用する必要があります．

　詳しく病歴を聴取して，身体所見をとり，画像（超音波，CT，内視鏡検査など），抗体や毒素の検査，ときにはPCRなども適宜利用して診断するのが腸管感染症です．

　なお，参考までに原虫疾患であるランブル鞭毛虫（図5）とメチレンブルー染色による便中白血球（図6）の画像を掲載しておきます．特殊な検査ができない状況にあっても，顕微鏡的な評価が診断に役に立つことがあることをぜひ知っておいてほしいと思います．

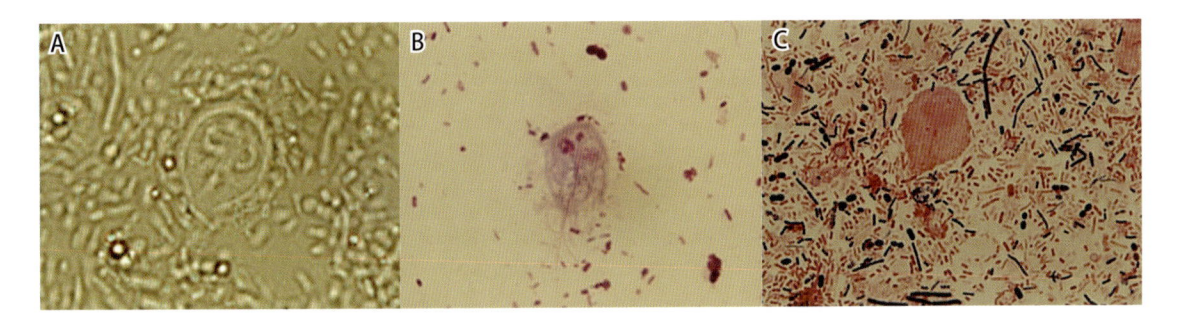

図5　ジアルジア症患者の便中に確認されたランブル鞭毛虫（いずれも×1,000）
A）生標本，B）ギムザ染色，C）グラム染色．
ギムザ染色では鞭毛など細かい形態の観察が可能であるが，生標本やグラム染色でもその特徴的な外観から診断することは可能である．

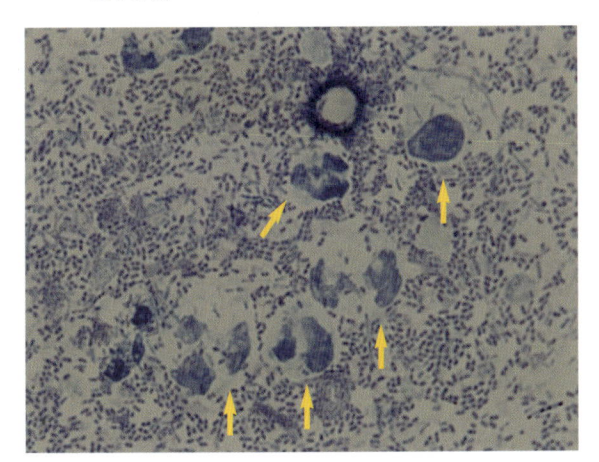

図6　細菌性腸炎で確認された便中白血球（メチレンブルー染色，×1,000）
便中白血球の存在は大腸病変が主体の細菌性腸炎（偽膜性腸炎を含む）を示唆する．小腸病変が主体の原虫疾患やウイルス性疾患では白血球は見られない．
メチレンブルー染色により，白血球が明瞭に観察される（→）．

文献・参考文献

1) Camilleri, M. & Murray, J. A.（大曲貴夫/訳）：Part2. 主要症候，40. 下痢，便秘．「ハリソン内科学 第3版」（福井次矢，黒川清/監），pp.253-260, メディカル・サイエンス・インターナショナル，2009
2) 青木 眞：第IX章 腹部感染症．「レジデントのための感染症診療マニュアル 第2版」，pp.649-699, 医学書院，2008
3) 大西健児：I 下痢血便患者の診断治療 1. 下痢患者の診療計画 —成人領域—．「腸管感染症のすべて」（増田剛太/編），化学療法の領域 2007年増刊号，23（S-1）：11-16, 2007
4) 森永芳智，柳原克紀：4. 偽膜性腸炎．「特集 感染性胃腸炎の診断，治療，伝播予防」，化学療法の領域，27：707-714, 2011
5) 大川清孝，清水誠治（編）：D. 寄生虫感染症 1. 赤痢アメーバ症．「感染性腸炎 AtoZ」，pp.128-139, 医学書院，2008

ミニコラム ⑥ 心に残る症例 〜赤痢アメーバ大腸炎と思ったら…？〜

通院中の患者さん（男性同性愛者のHIV患者さんで，すでに抗HIV療法が開始され免疫の回復が得られている方）が「腹痛」と「血便」を主訴に受診され，入院を担当することになりました．ちょうどその直前に別の患者さんで赤痢アメーバ大腸炎を診断，治療したこともあり，また同じような患者さんが来たとの思いで便の生標本で運動するアメーバを探しました．しかしながら，いくら探してもアメーバと思われる所見は見つからず，検査室からもアメーバは陰性との報告がありました．しっくりこない赤痢アメーバ症だなと思いながら患者さんから詳しく話を聞くと，数日前に近所の焼肉店で飲食をし，また一緒に食べたパートナーも下痢症状があるとのことでした．最終的にはこの方の診断は「腸管出血性大腸菌O157とキャンピロバクターによる食中毒」でした．振り返ってみると，腹痛はかなり激しく（恐らくキャンピロバクターによる症状），血便は粘血便とういうよりはむしろ血性の水様便と表現した方がよいような激しい下痢（恐らく腸管出血性大腸菌O157による症状）でした．「男性同性愛者のHIV感染者→性感染症のハイリスク→赤痢アメーバ大腸炎」と短絡的な発想に囚われてしまっていたのですが，詳しく病歴を聴取していれば性感染症ではなく，すぐに食中毒の可能性を考えることができた症例でした．ちなみに，HIV感染者で複数菌による食中毒でしたが，幸い溶血性尿毒症性症候群などの合併症はなく対症療法のみで回復しました．しばらくは，筆者自身が焼肉店に行くのが怖くなったこともあり，心に強く残る症例となりました．

Part 2 実践編

6 血流感染症
疑って血培をとること！
それがいちばん大事

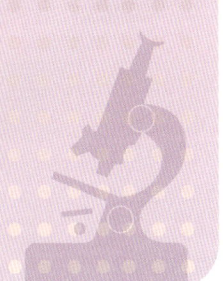

● はじめに

　今回は一見するととらえどころがない，血流感染症にアプローチしてみましょう．血流感染症では，とにかく疑うことと，血液培養をとることがポイントになります．

症例 12

【症　例】62歳，男性．【主　訴】発熱，全身倦怠感，右足関節の違和感．
【既往歴】高血圧症，僧帽弁閉鎖不全症，僧帽弁逸脱症．
【現病歴】上記疾患で外来へ定期通院中であった．来院の10日ほど前から特に誘因なく37〜38℃台の発熱を認めるようになり，倦怠感も持続するため内科外来を受診された．
【身体所見】血圧 146/84 mmHg，脈拍 98回/分，体温 37.4℃．頭頸部領域には特記所見なし．胸部聴診では呼吸音に異常は認めないが，心尖部にLevine Ⅲ/Ⅵの収縮期雑音を聴取した．右足関節違和感の訴えがあったが，関節の腫脹や熱感などは認めなかった．
【検査所見】血液検査：WBC 8,600/μL，Hb 14.0 g/dL，Plt 28.2万/μL，CRP 3.25 mg/dL，ESR 78 mm/時．
【胸部X線】軽度の心拡大があるものの，以前と著変なし．肺野に異常なし．

❶ 発熱患者に心雑音や末梢の塞栓症状をみたときには…

　全身状態はさほど悪くないものの，自覚症状からは原因がはっきりしない発熱の症例です．右足関節の違和感を訴えるものの，他覚所見に乏しく痛風にしても経過がいまひとつ合いません．通院歴があったため，**僧帽弁膜症の既往**と以前から**心雑音**が聴取されていることは確認できました．担当医は，当初何らかのウイルス感染症ではないかと考えましたが，心雑音が聴取されることと熱源がはっきりしない状況から，**感染性心内膜炎**（infectious endocarditis：IE）の除外が必要と考えました．そこで詳しく身体所見をとり直したところ，左手示指に**線状の爪下出血**（図1）が，右足外踝下方に**無痛性の点状紫斑**（図2）が確認されました．これらはそ

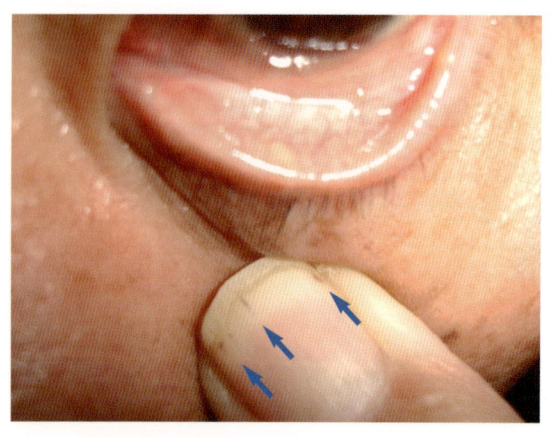

図1　線状の爪下出血（splinter hemorrhage）
眼瞼血膜には特に塞栓症状はみられなかった．

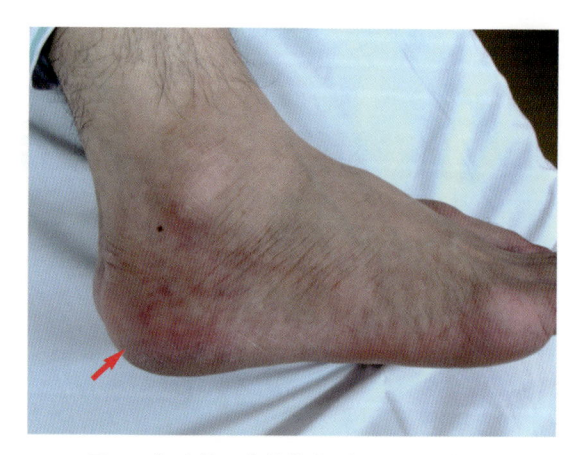

図2　無痛性の点状紫斑（Janeway病変）

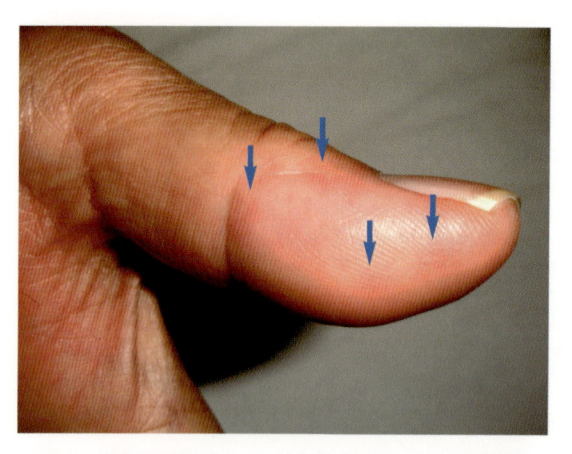

図3　拇指に認められた有痛性の発赤（Osler結節）

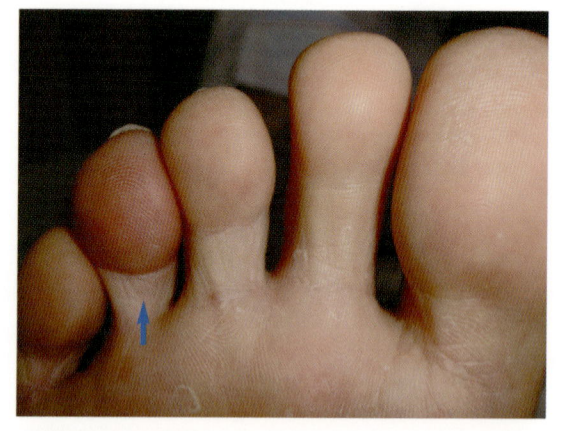

図4　足指に認められた有痛性の発赤（Osler結節）

れぞれ，IEで認められるsplinter hemorrhage，Janeway病変と呼ばれる末梢症状に矛盾しないと考えられました．また入院後には，左手拇指や右足環指にOsler結節と呼ばれる**有痛性の発赤**も認められました（図3, 4）．

これらの所見は，血流に乗った菌塊が末梢血管に詰まり微小梗塞や免疫反応を引き起こすことで生じる所見です．これら末梢症状の出現頻度は，感染の持続時間と関係があるとされ，感染初期には疑って診察しなければ見逃されるものです．逆に，誰がみても気づくような進行した病期になると，重大な合併症（各臓器の塞栓や膿瘍形成，弁破壊による心不全や弁周囲膿瘍など）をきたす可能性が高くなるため，そうなる前に何とか診断したいものです．IEに気づくきっかけと，IEで認められる症状，身体所見を表1, 2にまとめました．

表1　感染性心内膜炎に気づくきっかけ

① 不明熱など非特異的な症状で
・持続する発熱，全身倦怠感，寝汗，食欲低下，体重減少
・原因不明の関節痛や筋肉痛
② 何らかの塞栓症状をきたして
・脳梗塞による神経症状
・腹部領域の血管が詰まることで生じる腹痛
・四肢末梢の塞栓症状（splinter hemorrhage，Janeway病変）
③ 弁膜障害に基づく所見・症状で
・心雑音（特に逆流性）
・うっ血性心不全
④ 免疫現象で
・Osler結節
・低補体血症，糸球体腎炎
⑤ その他
・血液培養での特徴的な菌の検出
・原因のはっきりしない膿瘍形成（脳，肺，椎体，腎臓，脾臓など）

文献1より作成．

表2　感染性心内膜炎で認められる症状と所見

症状	頻度（%）	所見	頻度（%）
発熱	80	発熱	90
悪寒	40	心雑音	85
衰弱	40	心雑音の変化	5〜10
呼吸困難	40	新たな心雑音出現	3〜5
発汗	25	塞栓症状	>50
食欲低下	25	皮膚所見	18〜50
体重減少	25	Osler結節	10〜23
倦怠感	25	線状出血	15
咳嗽	25	点状出血	20〜40
皮膚病変	20	Janeway病変	<10
脳卒中	20	脾腫	20〜57
嘔気・嘔吐	20	敗血症性の合併症（肺炎・髄膜炎など）	20
頭痛	20		
筋肉痛・関節痛	15	感染性動脈瘤	20
浮腫	15	ばち指	12〜52
胸痛	15	網膜症状	2〜10
腹痛と興奮・昏睡	15	腎障害	10〜25
興奮・昏睡	10〜15		
喀血	10		
背部痛	10		

文献2，p.1076，Table 77-3より引用．

症例 12 (つづき)

担当医は身体所見よりIEを強く疑い、**血液培養を3セット採取**したのち、経胸壁心臓超音波検査（transthoracic echocardiography：TTE）を施行したが、明らかな疣贅は確認できなかった。しかし入院後に循環器内科の医師にコンサルトして行った**経食道心臓超音波検査（transesophageal echocardiography：TEE）**では、僧帽弁前尖に9 mm大の疣贅が確認された。また翌日には、提出していた3セットすべての血液培養から**グラム陽性球菌**（図5）が検出され、後に**緑色連鎖球菌**（viridans Streptococci）の一種である*Streptococcus mitis*と同定された。これらの所見からIEと診断し、ペニシリンGカリウム（PCG）1回300万単位 1日6回で4週間治療した。治療後、疣贅はわずかに残存していたが、血液培養が陰性化していることを確認して治療終了とした。なお口腔内の診察では目立ったう歯はなく、抜歯などの歯科処置の既往も特になかったが、毎回歯肉から出血するほど強く歯磨きをしていることがわかり、菌血症のリスクになっていると考えられた。

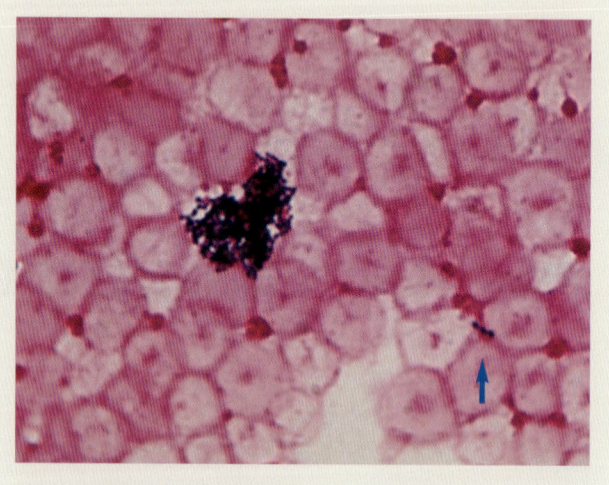

図5　陽性となった血液培養ボトルから検出されたグラム陽性球菌（×1,000）
中央にある菌塊のほか、少し離れたところに連鎖球菌が確認できる（→）。

最終診断：緑色連鎖球菌（*Streptococcus mitis*）による感染性心内膜炎

❷ 感染性心内膜炎（IE）の診断基準と起炎菌を押さえておこう！

　IEの確定診断は心内膜の疣贅から細菌を直接証明することですが、全例で手術を行うわけではないため、その診断は臨床的になされます。広く用いられている診断基準は**Duke criteria（2000年修正版）**（表3）であり、本症例も2つの大基準（加えて3つの小基準）を満たしていたため「**確定例（definite IE）**」と診断されました。

　Duke criteriaにもあるように、IEはある特定のグラム陽性球菌や一部のグラム陰性桿菌によって発症することがほとんどです（稀な細菌や真菌によるIEについては成書[1), 4)]を参照し

表3　修正Duke criteria

大基準（major criteria）

血液培養陽性

- 別の2セットの血液培養からIEに典型的な微生物が検出される：
  viridans Streptococci, *Streptococcus bovis*, HACEKグループ,
  Staphylococcus aureus；または市中発症で腸球菌（ほかに感染巣がない場合）
- IEに矛盾しない微生物が持続的に血液培養で陽性になる．すなわち,
  ・12時間以上間隔を空けて採取された血液培養が2セット以上陽性．あるいは,
  ・3セットすべてか4セット以上の血液培養のうち大半が陽性（最初と最後の検体は少なくとも1時間以上の間隔を空けて採取）
  ・*Coxiella burnetii* が血液培養で1度でも検出されるか，これのanti-phase 1 IgG抗体価が1：800以上

心内膜病変の所見

- 心エコーで後述のIE所見陽性
  〔経食道心エコーが推奨されるのは，人工弁置換後，臨床基準で少なくとも疑い例"possible IE"になった,
  合併症を起こしたIE（弁輪部膿瘍）患者．それ以外は経胸壁心エコーを最初に行う〕
  心エコーでのIE所見は以下の通り：
  ・弁または弁支持組織に付着した心臓内腫瘤が逆流ジェット路で周期的に振動する．または人工弁にほかに解剖学的な説明ができない腫瘤が付着して振動する．あるいは,
  ・膿瘍　あるいは,
  ・新たに人工弁が部分的に外れている．あるいは,
  ・新たな弁逆流症（以前からあった心雑音が悪化したり変化するだけでは不十分）

小基準（minor criteria）[*1]

- 素因：心臓の準備状態あるいは静脈薬物使用
- 発熱：体温38℃以上
- 血管病変：主要な動脈塞栓，敗血症性肺梗塞，感染動脈瘤，頭蓋内出血，結膜出血，Janeway病変
- 免疫学的病変：糸球体腎炎，Osler結節，Roth斑，リウマチ因子
- 微生物学的所見：血液培養陽性だが，大基準を満たさない[*2]．またはIEの原因になる微生物の活動性感染を示す血清学的所見

[*1] 心エコーでの小基準は削除．
[*2] コアグラーゼ陰性ブドウ球菌や心内膜炎を起こさない微生物で血液培養1セット陽性は除外．
HACEKグループ：*Haemophilus parainfluenzae*, *Aggregatibacter (Actinobacillus) actinomycetemcomitans*, *Cardiobacterium hominis*, *Eikenella corrodens*, *Kingella kingae*
文献3より引用．

てください）．そのため，積極的にIEを疑っていない状況でも，血液培養からこれら特定の菌が検出されることでIEの存在に気づくこともあります．ただし，抗菌薬が前投与されていると血液培養の陽性率は極端に低下してしまうため，病歴聴取等で抗菌薬の投与歴を十分に確認し，必要ならば時間を空けて血液培養を採取する必要があります．

　教科書的には，IEは歯科処置などのあとに口腔内常在菌である緑色連鎖球菌（viridans Streptococci）やHACEKが一過性の菌血症を起こし，それが弁膜症などをもつ患者の弁に定着することで疣贅を形成し，持続性の菌血症をきたすとされていました．しかし近年では，歯科処置など菌が血流に侵入する原因がはっきりしない症例も多く，慢性的な歯肉炎や進行したう歯の放置などが原因になっていると考えられています．また，起炎菌として黄色ブドウ球菌によるものが増加しており，特に医原性の菌血症より生じた黄色ブドウ球菌性のIEでは，その多くでMRSA（methicillin-resistant *Staphylococcus aureus*）が起炎菌になっています．そのため，検出された菌やその薬剤感受性によって，治療に用いる抗菌薬やその投与期間は細かく定

められています（成書[1], [4]を参照）．したがって，**IEを疑って採取した血液培養が陽性になったときは，少なくともグラム陽性球菌か否か，陽性なら連鎖球菌かブドウ球菌かの判断を行う必要があります**．本症例のグラム染色所見は一見ブドウ球菌様にみえますが，個々の菌体が小さく，よく見ると連鎖球菌が集簇していることがわかります．実際，少し離れたところには連鎖球菌が確認されます（図5➡）．

副作用などで治療継続が困難な場合を除き，IEでは標準的な治療を十分に行うことが重要です．また標準的な治療を行っても症状が悪化するときなどは，手術の時期を逸しないように循環器外科としっかりと連携をとる必要があります．

> **エッセンス ❶**
> - 感染性心内膜炎（IE）の症状や経過はさまざまで，菌の侵入門戸もはっきりしないことが多い
> - とにかく「疑う」こと，そして「複数回の血液培養を行っておく」ことが重要
> - 臨床診断するための基準（修正Duke criteria）があることを知っておこう
> - 血液培養ボトルが陽性になったら，すぐにグラム染色をして起炎菌を推定しよう

症例 13

【症例】 68歳，男性．**【主訴】** 発熱．**【既往歴】** 特発性間質性肺炎．
【現病歴】 特発性間質性肺炎による慢性呼吸不全に対して在宅酸素療法が導入され定期通院中であったが，呼吸困難と発熱，湿性咳嗽にて受診された．診察や検査の結果，細菌性肺炎による呼吸不全の悪化と診断され集中治療室へ入院となった．末梢ラインの確保が難しいこともあって，右の内頸静脈より中心静脈カテーテルが留置され，その他膀胱カテーテルも留置された．細菌性肺炎に対してはアンピシリン／スルバクタム（ABPC/SBT）が，間質性肺炎に対してはメチルプレドニゾロンが投与された．治療に反応して呼吸不全は徐々に改善し，発熱も認めなくなっていたが，入院7日目に39℃台の発熱が出現した．
【身体所見】 間質性肺炎に伴うラ音（fine crackle）を聴取する以外は，頭頸部，胸部，腹部領域および四肢を含めた皮膚にも特に異常は認めなかった．
【検査所見】 血液検査：WBC 10,400/μL，Hb 13.8 g/dL，Plt 32.2万/μL，CRP 8.23 mg/dL，尿検査：細菌（−），白血球（−），胸部X線写真：細菌性肺炎の陰影は改善しており新たな陰影の出現なし．便検査：CD toxin（−）．

❸ 発熱の原因で忘れてはならないカテーテル関連血流感染症（CRBSI）

集中治療室で呼吸不全の治療中に発熱をきたした症例です．発熱の原因としては，SBT/ABPCが無効な院内肺炎の発症，カテーテル関連の尿路感染症，抗菌薬投与で生じた *Clostridium difficile* 関連腸炎，薬剤熱などが考えられますが，どれも積極的に疑う所見はありませんでした．血液培養を2セット採取したうえで，中心静脈カテーテルの感染（**カテーテル関連血流感染**

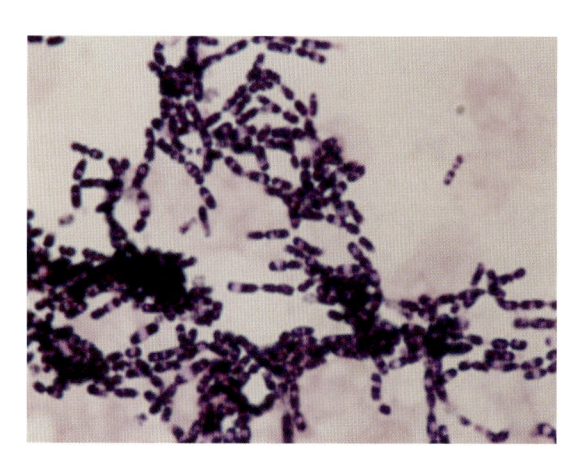

図6 カテーテル先端の血液をグラム染色で染めたもの（×1,000）
多数のグラム陽性桿菌を認める．内部の白く抜けた部分は芽胞である．抗菌薬投与中（細菌にとっては好ましくない環境）であったため芽胞を形成していたと考えられる．

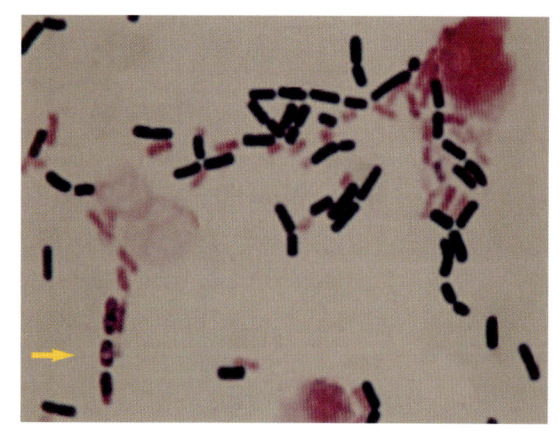

図7 カテーテル先端の培養で検出されたグラム陽性桿菌（×1,000）
液体培地内（細菌にとっては好ましい環境）であるため芽胞形成はごく一部にしかみられない（→）．

症，catheter-related bloodstream infection：CRBSI）の可能性も考えカテーテルを抜去しました．特にカテーテル刺入部の発赤や腫脹はなく，カテーテルの先端にも肉眼的には付着物は認めませんでしたが，先端部の血液を無菌的にスライドガラスに押し出し染色したところ，多数の**グラム陽性桿菌（Gram positive rod：GPR）**が認められました（図6）．カテーテル先端の培養でもGPRが検出され（図7），先に採取していた血液培養も2セットから同様のGPRが検出されました．その後，このGPRは**セレウス菌（*Bacillus cereus*）**と同定されました．

バチルス（*Bacillus* spp.）は皮膚に常在しているGPRであるため，血液培養で検出された場合，通常コンタミネーションの可能性が高いですが，複数のボトルで陽性であった場合やカテーテルの培養で検出された場合には真の起炎菌として考える必要があります．CRBSIの起炎菌としてはそれほど多いものではありませんが，同じく皮膚の常在菌でGPRであるコリネバクテリウム（*Corynebacterium* spp.）とともに忘れてはならない細菌です．

なおCRBSIの起炎菌として頻度が高いのは，表皮ブドウ球菌に代表される**コアグラーゼ陰性ブドウ球菌（coagulase-negative *Staphylococci*：CNS）**と**黄色ブドウ球菌（*Staphylococcus aureus*）**であり，これら2種で60％以上を占めます．そのほか，腸球菌（*Enterococcus* spp.），真菌であるカンジダ（*Candida* spp.），院内感染の原因となるグラム陰性桿菌（SPACE：*Serratia marcescens*, *Pseudomonas aeruginosa*, *Acinetobacter* spp., *Citrobacter* spp., *Enterobacter* spp.），そしてGPRのバチルスやコリネバクテリウムなどがこれに続きます．

症例 13 （つづき）

セレウス菌（*Bacillus cereus*）によるCRBSIと診断し，バンコマイシン（VCM）を1回1g 1日2回で開始した．カテーテルの抜去および抗菌薬の投与開始の翌日からは解熱傾向となり，3日目には完全に解熱した．VCMは適宜血中濃度モニタリング（therapeutic drug monitoring：TDM）を行って投与量を調整し，計14日間治療したところ，特に合併症なく治癒した．

最終診断：セレウス菌（*Bacillus cereus*）によるカテーテル関連血流感染症

❹ カテーテル関連血流感染症（CRBSI）の診断と治療について

　CRBSIの確定診断は，カテーテルの先端培養と末梢血の培養で同一の菌が検出されたときになされます．本症例では，この基準を満たしてCRBSIと診断することができましたが，重症患者などではカテーテルの抜去が困難なことがあります．米国感染症学会のガイドライン[5), 6)]には，カテーテルを抜去せずにCRBSIを診断する方法が示されています．すなわち，血液培養2セットのうち1セットを末梢血から，もう1セットをカテーテルから採取し，① **カテーテル血の培養が末梢血のそれより3倍以上のコロニーを形成したとき**，もしくは② **カテーテル血が末梢血より2時間以上早く培養陽性となったとき**，にCRBSIと診断します．これらの診断法で重要なのは，「**CRBSIの診断にはカテーテルの抜去は必須でなくても，血液培養は必須である**」ということです．つまり，単なる「カテーテルの感染」ではなく，あくまでカテーテルに関連した「血流感染」なのです．決してカテーテル先端だけを培養に提出したり，カテーテル血の培養だけを提出したりして満足してはいけません．なお，CRBSIを疑っているのにカテーテルの培養を出さないのは論外ですが，CRBSIを疑ってもいないのに抜去時にルーチンでカテーテル先端を培養に提出することも厳に慎まなければなりません．これは不要な検査で無駄なコストや労力が生じるばかりか，抜去時のコンタミネーションにより誤診や不要な抗菌薬投与をしてしまう原因になるからです．

　CRBSIの治療については，**できる限りカテーテルを抜去**したうえで，主要な起炎菌であるCNSや黄色ブドウ球菌（MRSAを含む）をカバーするために，**起炎菌が判明するまではバンコマイシン（VCM）を投与します**[7)]．なおバンコマイシン（VCM）は本症例で検出されたバチルスやコリネバクテリウムといったGPRに対しても第一選択薬となっています．著しい免疫不全状態にある場合や重症の患者などで，どうしてもグラム陰性菌やカンジダ症のカバーをしなければならないときは，セフタジジム（CAZ）やセフェピム（CFPM）といった抗緑膿菌作用を有する抗菌薬や，アムホテリシンB（AMPH-B），ホスフルコナゾール（F-FLCZ）といった抗真菌薬の投与も考慮します．

　本症例のように，カテーテルを抜去した時点で起炎菌が推定されれば，それに応じて抗菌薬を選択することも可能です．また，培養検査で起炎菌が同定されたら，より狭域スペクトルの抗菌薬へde-escalationすることは他の感染症に対するアプローチと同様です．

> **エッセンス❷**
> ・カテーテル関連血流感染症（CRBSI）の主要な起炎菌を覚えておこう
> ・CRBSIの診断法と治療について押さえておこう．特に診断において，血液培養が重要であることは肝に銘じておこう

● まとめ

　今回は血流感染症について解説しました．「血流感染」というだけあって，これまで取り上げて

きたどの感染症よりも「**血液培養を行っておくことが必須な感染症**」になります．つかみどころのない感染症であるがゆえに診断が遅れがちですが，感染性心内膜炎，カテーテル関連血流感染症ともに診断の遅れはさまざまな合併症を引き起こすため，早期診断・早期治療がきわめて重要です．また本文では触れませんでしたが，CRBSIに関しては医原性の感染症であるため，不要なカテーテルは留置しない，もしくはなるべく早く抜去するように常に意識してほしいと思います．また，やむをえず留置する際には，高度無菌バリアプレコーション（maximal sterile barrier precautions）を行うなど，CRBSIを未然に防ぐことに最大限の努力を注ぐことを忘れないでください．

文　献

1）青木　眞：第Ⅷ章 血管内感染症　A．感染性心内膜炎．「レジデントのための感染症診療マニュアル 第2版」pp.585-628，医学書院，2008
2）Mandell, Douglas, and Bennett's Principles and Practice of Infectious Disease, 7th ed. (Mandell, G. L., et al.), pp.1067-1095, Elsevier, Churchill Livingstone, 2010
3）Li, J. S., et al.：Proposed modifications to the Duke criteria for the diagnosis of infective endocarditis. Clin Infect Dis, 30：633-638, 2000
4）Karchmer, A. W.（久岡英彦/訳）：Part7. 感染症，118．感染性心内膜炎．「ハリソン内科学第3版」（福井次矢，黒川　清/監），pp.830-839，メディカル・サイエンス・インターナショナル，2009
5）Mermel, L, A., et al.：Clinical practice guidelines for the diagnosis and management of intravascular catheter-related infection：2009 Update by the Infectious Diseases Society of America. Clin Infect Dis, 49：1-45, 2009
6）「血管内留置カテーテル関連感染予防のためのCDCガイドライン2011」（満田年宏/訳・著），pp.30-34，pp.84-94，ヴァンメディカル，2011
7）青木　眞：第Ⅷ章 血管内感染症　B．カテーテル関連感染症，カテーテル関連血流感染症．「レジデントのための感染症診療マニュアル 第2版」pp.629-640，医学書院，2008

Part 2 実践編

7 皮膚・軟部組織感染症①
皮膚所見に騙されてはいけない疾患

● はじめに

今回は日常診療でよく目にするわりには，鑑別疾患やその対応に悩むことの多い皮膚・軟部組織感染症にアプローチしてみましょう．

症例 14

【症 例】70歳代，男性．【主 訴】右大腿から股関節にかけての疼痛．
【既往歴】高血圧症，坐骨神経痛，高尿酸血症，痛風．
【現病歴】上記疾患で内科外来へ定期通院していた．入院の約7日前から右大腿から股関節にかけての疼痛が出現し，症状が改善しないため入院の5日前に救急外来を受診した．その際は鎮痛薬を処方され帰宅となったが，その後食欲低下と下腹部の違和感，下痢も認めたため入院の3日前に再度救急外来を受診した．鎮痛薬の使用を少し控えるように指示され帰宅となったが，右大腿から股関節にかけての痛みが悪化したため入院当日に近医整形外科を受診した．MRIなどの精査が必要と説明され翌日当院整形外科を受診予定であったが，痛みに耐えられなくなったため家族に伴われ夜間救急外来を受診した．
【身体所見】意識は清明であるが，大量の発汗がありぐったりしている．血圧 107/64 mmHg，脈拍 94回/分，体温 36.3℃，呼吸数 32回/分，SpO$_2$ 91%（room air）．眼瞼結膜に貧血あり．胸腹部には特記所見なし．右鼠径部から右膝関節にかけて自発痛と圧痛があり，熱感や腫脹はないが圧迫にて握雪感を認める．右大腿内側にごく軽度の発赤あり（図1A）．
【検査所見】血液検査：WBC 22,200/μL，Hb 7.6g/dL，Plt 62.1万/μL，CRP 16.2 mg/dL，血液ガス分析：pH 7.38，PaCO$_2$ 18 Torr，PaO$_2$ 63 Torr，HCO$_3^-$ 11.1 mEq/L．
【画像検査】右下肢の単純X線写真（図1B）では右大腿内側下部にまだらな透亮像あり（→）．下肢単純CT（図2）では右大腿の筋膜に沿ってガス像があり（→），大腿内側の軟部組織の濃度上昇を認める（→）．

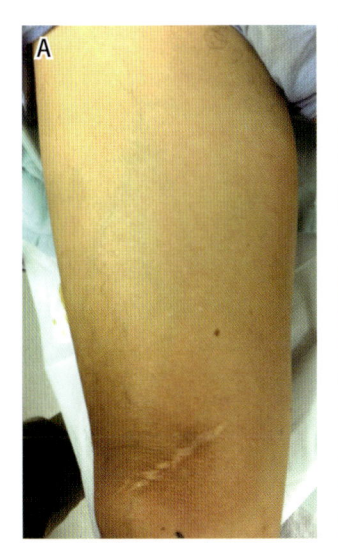

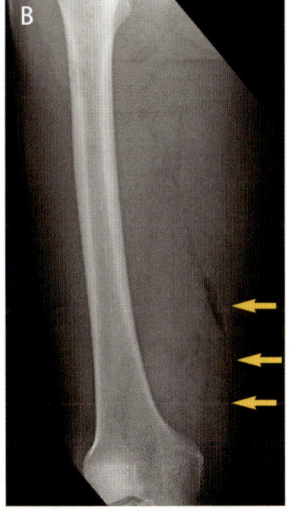

図1　右大腿の肉眼所見（A）と単純X線写真（B）
A）大腿内側にごく軽度の発赤を認める．
B）大腿下部の筋内に透亮像（ガス像）を認める．

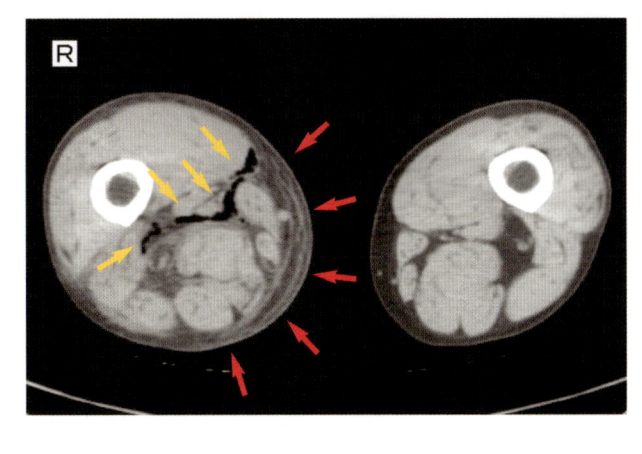

図2　両側大腿部の単純CT
右大腿の筋間に沿ってガス像があり（黄矢印），皮下の軟部組織に濃度上昇を認める（赤矢印）．

❶ 下肢の症状と触診所見から疑うべき疾患は？

　1週間以上の経過で悪化する右大腿部の疼痛にて救急外来を受診された高齢男性です．疼痛は右股関節から膝関節の広範囲にわたり，単純な股関節炎や膝関節炎では説明できない徴候でした．肉眼的には大腿内側に淡い発赤があるのみで触診でも熱感や腫脹を認めませんでしたが，握雪感があることや全身状態が不良であることから担当医は**ガス壊疽**や**壊死性筋膜炎（necrotizing fasciitis）**を疑い，血液培養を2セット採取した後に下肢の単純X線とCTを撮影しました．その結果，これらの診断に矛盾しない画像所見が得られたため，メロペネム（MEPM）1 g＋クリンダマイシン（CLDM）600 mgを投与し整形外科医へ至急コンサルトを行いました．

症例14（つづき）

　コンサルト後，壊死性筋膜炎の診断にて緊急手術（右大腿筋膜切開術＋デブリードマン）が行われた．皮下には軽度の浸出液を認めるのみであったが，筋膜は灰白色となっており，切開を加えると一部壊死した筋組織が確認された．筋膜下や筋間には腐敗臭を伴った赤褐色の膿が貯

留しており（図3A）, グラム染色を行うと好中球に貪食された小型のグラム陽性球菌とグラム陰性に淡く染まった桿菌を多数認めた（図3B）. 壊死した筋膜や筋組織を可及的に切除し, 大量の生理食塩水で十分洗浄した後, 皮膚のみ疎に縫合し手術を終了した. 抗菌薬はグラム染色所見や腎機能障害などを考慮し, メロペネム（MEPM）1回1g1日2回とクリンダマイシン（CLDM）1回600 mg 1日3回を継続した. その後, 血液培養からはグラム陽性球菌が検出され, *Streptococcus anginosus* と同定された. 手術で得られた膿からも *S. anginosus* が同定されたが, 抗菌薬投与の影響かグラム陰性桿菌は培養されなかった. 本症例は骨髄炎も合併していたため, その後骨内掻爬や右股関節離断術なども追加で行われ, 集中治療室で人工呼吸器管理や持続的血液濾過透析などの集学的治療が行われたが, 敗血症性肺塞栓や播種性血管内凝固などの合併症により全身状態が十分に回復しないまま約3カ月後に永眠された.

最終診断：*Streptococcus anginosus* など複数菌感染による壊死性筋膜炎

❷ 壊死性筋膜炎の診断と治療方針

　本症例は病歴聴取上も身体所見上も明らかな外傷はなく, 外傷を契機に発症することが多いガス壊疽（*Clostridium perfringens* に代表される *Clostridium* 属が起炎菌となります）よりは壊死性筋膜炎の可能性が高いと考えられました. 壊死性筋膜炎は**複数菌の混合感染であるtypeⅠ**と**A群連鎖球菌が原因となるtypeⅡ**に分類されますが, 本症例はグラム染色の所見や進行が比較的緩徐であること, 病巣にガス産生がみられたことからtypeⅠと考えられました. 壊死性筋膜炎とガス壊疽の特徴を**表1**に示しますが, 初診時にこれらを明確に区別することは難しいこともあります. また病歴聴取によって起炎菌を推定できることもありますが（**表2**）, 進行が早く初期対応が遅れると致死的な疾患であるため, 病歴にこだわって診断が遅れたり治療が不十分になったりすることは避けなければなりません. CTやMRIといった画像検査は有用ですが, 病初期には画像のみで重症度を判断することはできないため, 臨床所見や経過より

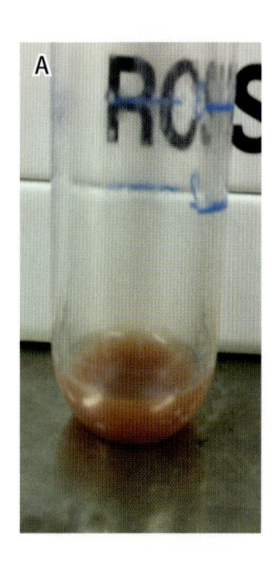

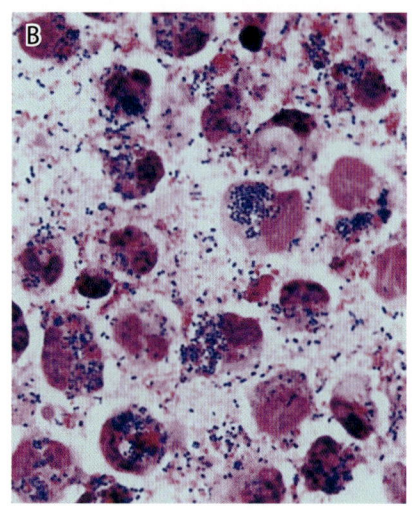

図3　手術で得られた膿（A）とそのグラム染色所見（×1,000；B）
A）腐敗臭を伴う赤褐色の膿.
B）多数の好中球と, それに貪食された小型のグラム陽性球菌を認める. 淡いグラム陰性桿菌も確認される.

壊死性筋膜炎が鑑別にあがった場合は検査を進めている段階ですみやかに外科医にコンサルトします．この際，経験の乏しい外科医が対応した場合は皮膚所見が軽微であることなどを理由に手術を躊躇することがあるため，できるだけ経験のある上級医へコンサルトするのが望ましいでしょう．

表1　壊死性筋膜炎とガス壊疽の臨床所見による鑑別

臨床所見	壊死性筋膜炎（type Ⅰ）	壊死性筋膜炎（type Ⅱ）	ガス壊疽
発熱	++	++++	+++
局所の疼痛	++	++++	++++
毒素による全身症状	++	++++	++++
病巣でのガス産生	++	−	++++
菌の侵入門戸	++++	±	++++
糖尿病	++++	±	−

文献1より作成．

表2　急速に進行する軟部組織感染症の起炎菌と危険因子

原因微生物	危険因子など
グラム陽性菌	
A群連鎖球菌（*Streptococcus pyogenes*）	
丹毒	微細な皮膚の創傷（例：足指の間擦疹），リンパ浮腫，慢性静脈血行不全
蜂巣炎	微細な皮膚の創傷
筋壊死の合併を含む壊死性筋膜炎	微細な皮膚の創傷，水痘患部の重複感染，糖尿病，非ステロイド性抗炎症薬の使用との関連性
B群連鎖球菌（*Streptococcus agalactiae*）壊死性筋膜炎	糖尿病，未熟児
市中感染型MRSA（community-acquired MRSA）	医療機関との接点が最も大きなリスクである場合，院内感染と比較しての市中MRSA感染に特定のリスク因子や関連性はない
クロストリジウム属（*Clostridium* spp.）	汚染度の高い傷（*C. perfringens*） 大腸腫瘍に関連（*C. septicum*） 静脈注射麻薬使用（*C. sordellii*，*C. novyi*）
グラム陰性菌	
パスツレラ属（*Pasteurella* spp.）	イヌ咬傷（*P. canis*），ネコ咬傷（*P. multocida*） ＊動物咬傷の場合複数の微生物が原因となりやすい
エロモナス属（例：*Aeromonas hydrophila*）	淡水の曝露，医療用ヒル
ビブリオ属（例：*Vibrio vulnificus*）	慢性肝疾患，不適切に調理された甲殻類を含む海水の曝露
肺炎桿菌（*Klebsiella pneumoniae*）	慢性肝疾患，糖尿病
大腸菌（*Escherichia coli*）	肝硬変
セラチア（*Serratia marcescens*）	慢性腎不全，糖尿病
緑膿菌（*Pseudomonas aeruginosa*）	好中球減少症，血液悪性腫瘍，熱傷，HIV感染，静脈注射麻薬使用者

MRSA：meticillin-resistant *Staphylococcus aureus*
文献2より作成．

壊死性筋膜炎を早期診断するために，LRINEC（laboratory risk indicator for necrotizing fasciitis）scoreという臨床検査を組み合わせたスコアリングシステムが報告されています（表3）．合計が5点以下なら壊死性筋膜炎の確率は50％以下となり，8点以上なら確率は75％以上となります．このようなスコアリングは有用ですが，「皮膚病変が軽微なわりに痛みが強い」，「複数のバイタルサインの異常を伴っている」，「急速に症状が進行している」といった**患者の状態や経過からまず壊死性筋膜炎を鑑別にあげて初期対応することが重要**です．

壊死性筋膜炎ではすみやかに起炎菌が同定できる状況は少ないと考えられ，致死的な疾患であることを考えると抗菌薬は起炎菌を広くカバーするものを選択する必要があります．本症例で使用したカルバペネム系抗菌薬や第3～4世代のセフェム系抗菌薬に，連鎖球菌の毒素産生を抑制するクリンダマイシンを併用します．黄色ブドウ球菌の関与が強く疑われる場合は，バンコマイシン（VCM）やリネゾリド（LZD）の併用を行います．もちろん，グラム染色や培養で単独菌の感染と判断された場合には適宜de-escalationを行います．手術は診断も兼ねて行われることが多いですが，デブリードマンは間隔をあけてくり返す必要があります．本症例のように骨髄炎を合併することもあり，骨の掻爬が必要になることもあります．また，壊死が広範囲で病巣が拡大していく可能性が高いと判断されたら，救命を優先し患肢を切断することもあります．

エッセンス ①

- 重篤な皮膚・軟部組織感染症である壊死性筋膜炎の経過や特徴を押さえておこう
- 壊死性筋膜炎を鑑別にあげること，そして疑ったらすみやかに抗菌薬投与と外科医へのコンサルトを行おう

● まとめ

今回は皮膚・軟部組織感染症のうち壊死性筋膜炎について解説しました．日常診療でよく目に

表3 Laboratory risk indicator for necrotizing fasciitis（LRINEC）スコア

検査項目	スコア	検査項目	スコア
CRP（mg/dL）		Na（mEq/L）	
<15	0	≧135	0
≧15	4	<135	2
WBC（/μL）		Cre（mg/dL）	
<15,000	0	≦1.6	0
15,000～25,000	1	>1.6	2
>25,000	2	Glu（mg/dL）	
Hb（g/dL）		≦180	0
>13.5	0	>180	1
11～13.5	1		
<11	2		

壊死性筋膜炎の可能性
Low risk（≦5）　　：50％以下
Moderate risk（6～7）：50～75％
High risk（≧8）　　：75％以上

文献3より作成．

する蜂窩織炎と比較すると肉眼的所見は軽微なことがありますが，急速に進行し致死的な経過をたどる疾患であるため，疾患の特徴や初期対応について十分に理解しておきましょう．

文献

1) Stevens, D. L., et al. : Necrotizing infections of the skin and fascia. UpToDate, 2011
2) Vinh, D. C. & Embil, J. M. : Rapidly progressive soft tissue infections. Lancet Infect Dis, 5 : 501-513, 2005
3) Wong, C. H., et al. : The LRINEC (laboratory risk indicator for necrotizing fasciitis) score : a tool for distinguishing necrotizing fasciitis from other soft tissue infections. Crit Care Med, 32 : 1535-1541, 2004

ミニコラム⑦　1つの診断だけで安心してはいけない！HIV感染症

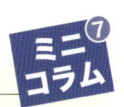

　HIV感染がすでに判明している方が，喀痰から抗酸菌が検出されたとのことで紹介されてきました．前医の検査では結核，MAC（*Mycobacterium avium-intracellulare* complex）のPCRはともに陰性とのことで，MAC以外の非結核性抗酸菌が疑われました．早速喀痰の抗酸菌染色を行ってみると，数珠状に連なった細長い抗酸菌が確認され，その特徴的な形態から*Mycobacterium kansasii*の可能性が考えられました．しょっちゅうお目にかかるような抗酸菌ではないため少し興奮していたのですが，よくよくスメアを見ていると，何か背景に違和感がありました．所々で青い背景が丸く抜けているのです（図4A）．グラム染色でも同様に丸く抜けている所見が確認されました（図4B）．実はこの方は播種性クリプトコッカス症も発症していたのです．墨汁法を行ってみると，綺麗に墨汁をはじくクリプトコッカス ネオフォルマンス（*Cryptococcus neoformans*）の菌体が確認されました（図4C）．

　HIV感染者では同一臓器に複数の日和見感染症を発症することがあり，本症例は「1つの診断だけで安心してはいけない」という教訓的な症例でした．ちなみに，この症例を経験させてもらった国立国際医療センター エイズ治療・研究開発センターでは，この他にも「肺結核と肺MAC症」の合併や「肺*M. kansasii*症と肺ノカルジア症」の合併など，他ではあまり経験できない貴重な症例を数多く経験させてもらいました．これらの経験は今でも大きな財産となっています．

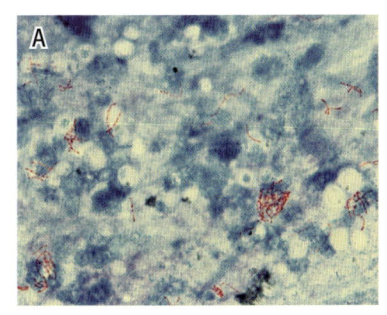

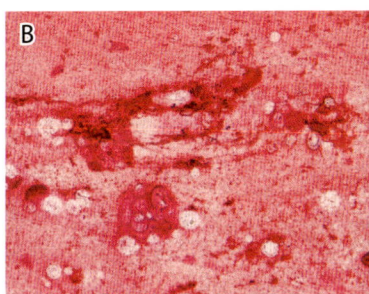

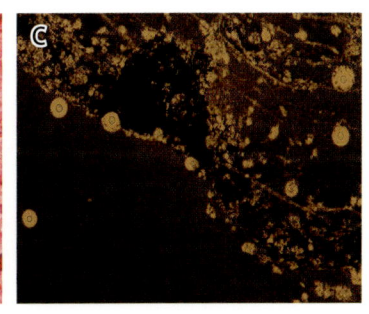

図4　複数の染色法で確認されたクリプトコッカス ネオフォルマンス（*Cryptococcus neoformans*）
A) 抗酸菌染色所見．丸く白く抜けている．
B) グラム染色所見．Aと同様に白く抜けている．
C) 墨汁法．莢膜によって墨汁がはじかれている．

Part 2 実践編

8 皮膚・軟部組織感染症②
外来で遭遇する耐性菌感染症

● **はじめに**

　前回に引き続き皮膚・軟部組織感染症にアプローチしてみましょう．今回は外来で遭遇する耐性菌の感染症がテーマです．

症例 15

【症　例】35歳，男性（東南アジア出身）．
【主　訴】臀部から下肢にかけての多発膿痂疹と有痛性潰瘍．
【既往歴】高血圧症，脂質異常症．【職　業】貨物船の船員．
【現病歴】日本に向けて航行中の貨物船内で働いていた．約1週間前より臀部から下肢にかけて膿痂疹が出現し，一部が潰瘍化して強い痛みも伴うようになった．その後潰瘍は急速に拡大し，倦怠感や呼吸促迫も認めたため，海上保安庁を通して診療依頼があり，ヘリコプター搬送を経て当院へ緊急搬送となった．
【身体所見】意識は清明．血圧 171/91 mmHg，脈拍 111 回/分，体温 35.9 ℃，呼吸数 33 回/分，SpO$_2$ 99 ％（room air）．胸部聴診にて呼吸音や心音には異常なし．心雑音聴取せず．腹部には特記所見なし．両臀部から下肢にかけて多発する膿痂疹と有痛性の潰瘍（図1）を認める．
【検査所見】血液検査：WBC 41,300/μL，Hb 11.1 g/dL，Plt 29.0万/μL，CRP 34.1 mg/dL，TP 5.9 g/dL，Alb 1.0 g/dL，Glu 128 mg/dL，BUN 156 mg/dL，Cre 16.41 mg/dL，Na 134 mEq/L，K 4.3 mEq/L，Cl 101 mEq/L，T-bil 0.1 mg/dL，AST 29 IU/L，ALT 18 IU/L，LDH 785 IU/L，CPK 1,815 IU/L．
尿検査：比重 1.019，pH 5.5，蛋白（4＋），糖（1＋），ケトン体（－），潜血（3＋），白血球（－）．
血液ガス分析：pH 7.089，PaCO$_2$ 12 Torr，PaO$_2$ 129 Torr，HCO$_3^-$ 3.5 mEq/L．
【画像検査】胸部単純X線では異常所見なし．

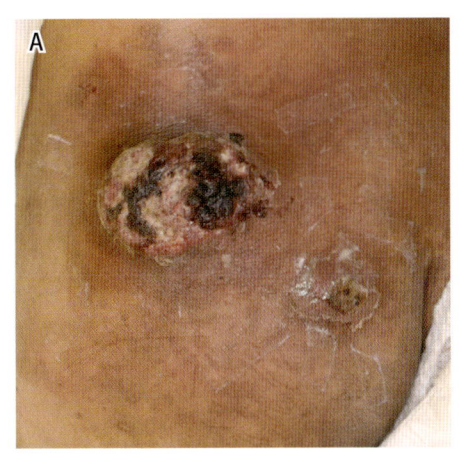

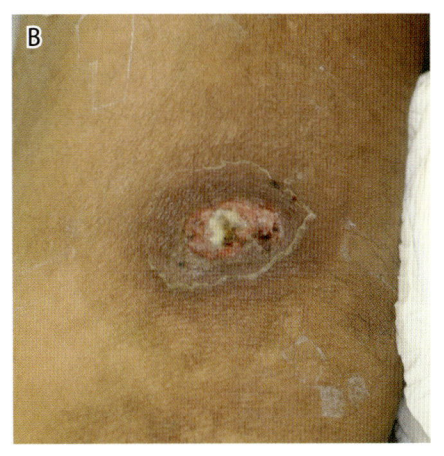

図1　臀部の皮膚所見
A）左臀部の皮膚潰瘍，B）右臀部の皮膚潰瘍．

❶ 膿痂疹から急速に進行した多発皮膚潰瘍の原因は？

　急速に進行する多発皮膚潰瘍を呈した若い男性です．外国籍であることや貨物船の船員という特殊な事情があったことから，輸入感染症のような特殊な疾患も念頭において初期対応を行いました．血液検査では炎症反応の上昇に加え，蛋白尿，低アルブミン血症を伴う高度の腎機能障害があり，顕著な代謝性アシドーシスを認めました．何らかの重症感染症による敗血症とそれに伴った腎不全，ネフローゼ症候群の状態であると考え，すぐに血液培養2セットと尿培養を提出しました．初発症状が臀部から下肢にかけての膿痂疹であったことから皮膚由来の感染症が疑われたため，臀部の皮膚潰瘍から得られた膿も培養検査に提出しました．この膿をグラム染色したところ，**多数の好中球とブドウ状のグラム陽性球菌**が認められました（図2）．ほかには有意な細菌は見られず，このブドウ球菌が重症感染症の起炎菌になっている可能性が考えられました．貨物船内という狭い環境で長期にわたり労働を行っていたことから，**市中感染型メチシリン耐性黄色ブドウ球菌**（community-associated methicillin-resistant *Staphylococcus aureus*：CA-MRSA）による**皮膚・軟部組織感染症**が強く疑われたため，細菌検査室へはその旨を情報提供しました．

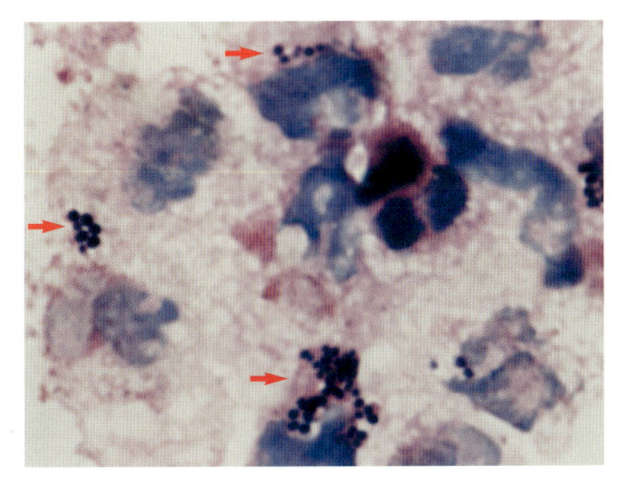

図2　皮膚膿のグラム染色所見
好中球とブドウ状のグラム陽性球菌（→）を認める．

8　皮膚・軟部組織感染症②

症例 15（つづき）

入院後はICUへ入室し，腎不全と代謝性アシドーシスの管理のため持続的血液濾過透析（continuous hemodiafiltration：CHDF）を開始し，血中濃度測定に基づいた用量調節を行いながらバンコマイシン（VCM）を経静脈的に投与した．初期にはカルバペネム系抗菌薬であるメロペネム（MEPM）も投与したが，血液培養が陰性であることなどを確認したうえで中止した．膿痂疹や皮膚潰瘍に関してはバンコマイシンの投与で改善したが，臀部に認めた2カ所の潰瘍については他の病変よりも深く大きかったためデブリードマンを並行して行い，最終的には皮膚移植も行った（図3）．腎不全に関しては，半年前に行われた健診で異常がなかったことが確認されたため，今回のMRSA感染症に関連した腎炎や脱水によって生じた急性の腎不全と考えられた．最終的には皮膚所見，腎不全ともに改善し母国へ帰国となった．

なお皮膚潰瘍の膿からはMRSAが単独で検出され，薬剤感受性パターン（表1）や白血球破壊毒素（Panton-Valentine leukocidin：PVL）遺伝子の検出，薬剤耐性遺伝子のタイプ（SCC*mecA* Ⅳ）からCA-MRSAであることが確認された．

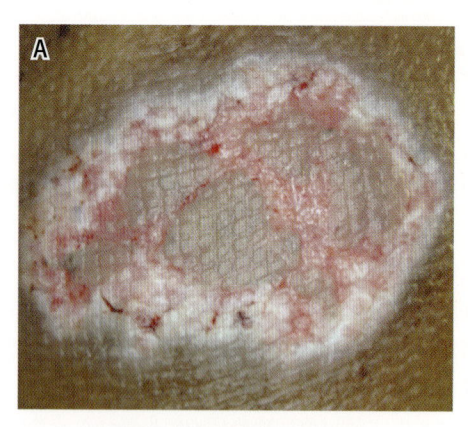

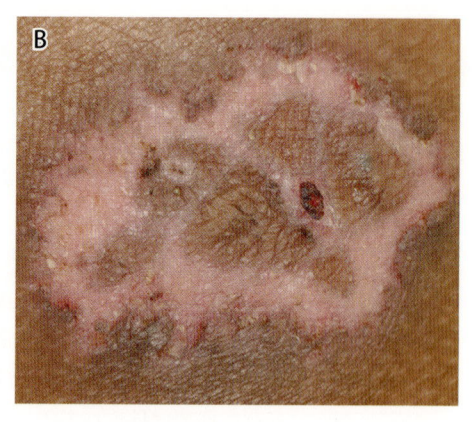

図3 左臀部の皮膚潰瘍の治癒過程
A）バンコマイシン投与開始から19日目の所見．2日前に皮膚移植を行っている．
B）バンコマイシン投与開始から33日目の所見．潰瘍はほぼ瘢痕化し治癒している．

表1 本症例で検出されたCA-MRSAの薬剤感受性

薬剤系統	薬剤略称	MIC（μg/mL）	感受性判定
ペニシリン系	MPIPC	>4	R
	PCG	>16	R
カルバペネム系	IPM	0.5	R
βラクタマーゼ阻害薬配合剤	AMPC/CVA	4	R
テトラサイクリン系	MINO	<0.5	S
マクロライド系	EM	0.5	S
リンコマイシン系	CLDM	≦0.125	S
グリコペプチド系	VCM	1	S
キノロン系	LVFX	≦0.25	S
サルファ剤	ST	>4	R

院内感染でみられるMRSAとは異なり，ミノマイシンやクリンダマイシン，レボフロキサシンなどに感受性が保たれている．
MPIPC：オキサシリン，PCG：ペニシリンG，IPM：イミペネム，AMPC/CVA：アモキシシリン/クラブラン酸，
MINO：ミノマイシン，EM：エリスロマイシン，CLDM：クリンダマイシン，VCM：バンコマイシン，
LVFX：レボフロキサシン，ST：スルファメトキサゾール・トリメトプリム．
MIC：最小発育阻止濃度，R：resistant（耐性），S：susceptible（感受性）．

最終診断：市中感染型MRSAによる皮膚・軟部組織感染症

❷ 市中感染型MRSA（CA-MRSA）とは？

本症例は，CA-MRSAによる進行の早い皮膚・軟部組織感染症でした．腎不全や顕著な代謝性アシドーシスなども合併し皮膚・軟部組織感染症としては非常に重篤感の強い症例でしたが，創部のグラム染色所見などから早期にCA-MRSAの可能性を考慮してバンコマイシンを開始し，ICUにて集学的な治療を行った結果，目立った後遺症を残さずに治癒しました．

CA-MRSAは疫学的には**表2**のように定義されています[1]．MRSAと聞くと院内感染や多剤耐性菌をイメージすると思いますが，CA-MRSAは従来の院内感染型MRSA（hospital-associated MRSA：HA-MRSA）とは異なる特徴を有しています（**表3**）[2]．すなわち，**PVLのような組織侵襲性の高い毒素を産生し，健常人にも皮膚・軟部組織感染症を起こす**という点でHA-MRSAとは明確に区別されます．また，バンコマイシンなどの限られた抗菌薬でしか治療できないHA-MRSAとは違い，**クリンダマイシン（CLDM）やST合剤など感受性が保たれている抗菌薬がある**ことは治療上重要な特徴です．近年は疫学的な背景や薬剤感受性のみではCA-MRSAとHA-MRSAを区別できないケースもあるため，PVL遺伝子や耐性遺伝子のタイプを組み合わせて判断することが望ましいですが[3,4]，日常診療では「**リスクファクターのある患者で急速に進行・悪化する膿痂疹や皮膚潰瘍をみた場合にCA-MRSAを念頭におくこと**」と「**HA-MRSAとは薬剤感受性のパターンが異なること**」をぜひ覚えておいてください．

表2　CA-MRSAの定義

① 外来患者および入院後48時間以内の患者から分離されたMRSA
② MRSA感染症の既往や定着がない
③ 1年以内の入院，長期療養施設への入所，透析，外科手術の既往がない
④ 経皮的カテーテルや医療器具の留置がない

上記①〜④をすべて満たした場合には，疫学的にCA-MRSA感染症が疑われる
文献1より作成．

表3　CA-MRSAとHA-MRSAの特徴

	CA-MRSA	HA-MRSA
薬剤感受性	β-ラクタム薬以外の抗菌薬には感受性が保たれていることが多い	β-ラクタム薬以外にも耐性で，グリコペプチド系など，限定された抗菌薬しか効果がない
主な耐性遺伝子	SCC*mecA* Ⅳ	SCC*mecA* Ⅱ
PVLの産生	多くは産生する	多くは産生しない
病原性	健常人にも重症な感染症をきたしうる	通常のMSSAと同様
リスクファクター	小児，男性同性愛者，ラグビーなどボディーコンタクトの多いスポーツ	入院患者，抗菌薬の投与，医療器具の留置など
治療薬の選択	クリンダマイシン，ミノマイシン，ST合剤など	バンコマイシン，テイコプラニン，リネゾリドなど

PVL：Panton-Valentine leukocidin
SCC：Staphylococcal cassette chromosome
MSSA：methicillin-sensitive *Staphylococcus aureus*
文献2より作成．

> **エッセンス ❶**
> ・外来で遭遇する皮膚・軟部組織感染症の起炎菌にCA-MRSAがあることを覚えておこう
> ・CA-MRSAの特徴（強い病原性や良好な薬剤感受性など）について理解しておこう

●まとめ

　今回は市中感染型MRSA（CA-MRSA）による皮膚・軟部組織感染症について解説しました．外来で出あう皮膚・軟部組織感染症全体をみるとCA-MRSAが起炎菌となるケースはまだそれほど多くはないと考えられますが，進行が早く，ときに骨髄炎や壊死性筋膜炎などの重篤な感染症をきたすこともあるので，鑑別疾患にあげられるようにその特徴を理解しておきましょう．

文　献

1) Naimi, T. S., et al.：Comparison of community-and health care-associated methicillin-resistant *Staphylococcus aureus* infection. JAMA, 290：2976-2984, 2003
2) 岩田健太郎：CA-MRSA．「新感染症学 上巻」，日本臨牀増刊，65：436-440, 2007
3) 山本達男 ほか：市中感染型MRSA．「特集 ブドウ球菌感染症の基礎と臨床」，化学療法の領域，25：1684-1690, 2009
4) 健山正男 ほか：市中感染型MRSA．化学療法の領域，26：3-9, 2010

ミニコラム⑧

抗酸菌以外に抗酸性を持つ細菌

　ノカルジア（*Nocardia* spp.）は弱い抗酸性を有するフィラメント状のグラム陽性桿菌です．チール・ネルゼン（Ziehl-Neelsen）染色を行うと，3%塩酸アルコールで完全に脱色されてしまいますが，それを1%硫酸アルコールに置き換えて脱色すると菌体が赤く染色されます〔これをキニヨン（Kinyoun）染色といいます〕．グラム染色でノカルジアとよく似た形態を示す放線菌，アクチノマイセス（*Actinomyces* spp.）には抗酸性がないため鑑別に有用です．なお同菌はフェイバー法ではフィラメント状に染まりますが，バーミー法では点状に染まるというユニークな菌です．臨床検体でグラム陽性のフィラメント状桿菌を見た際にはぜひそれぞれの染色法で確認してみてください．

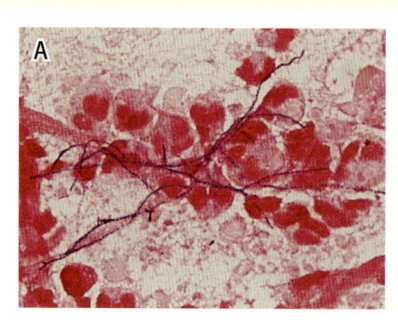

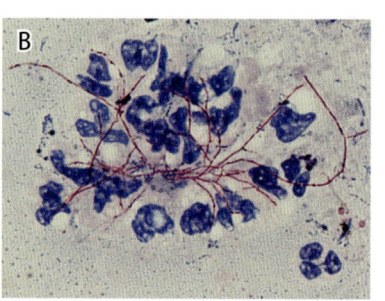

図4　ノカルジアのグラム染色およびキニヨン染色所見
A) グラム染色．B) キニヨン染色．

Part 2 実践編

9 皮膚・軟部組織感染症③
注意すべきβ溶血性連鎖球菌感染症

● **はじめに**

今回は，最近注目されているβ溶血性連鎖球菌による感染症にアプローチしてみましょう．

症例 16

【症　例】54歳，男性．
【主　訴】左下腿の熱感と腫脹，悪寒戦慄を伴う発熱．
【既往歴】左下腿の蜂窩織炎（約1年前，起炎菌不明），アルコール依存症（2年前から断酒中）
【現病歴】受診の2，3日前から左下腿の熱感と腫脹を自覚していたが様子をみていた．受診当日の明け方より悪寒が出現し体調がすぐれないため，家族に伴われ内科外来を受診した．
【身体所見】意識清明，受診後も悪寒戦慄あり．血圧 180/100 mmHg，脈拍 110回/分，体温 38.0℃，呼吸数 26回/分，SpO₂ 96%（room air）．BMI 30を超える肥満あり．頭頸部から腹部までは特記すべき所見なし．左下腿に熱感と腫脹を伴う皮膚の発赤を認め，両下腿から足背にかけては皮膚の色素沈着を伴う静脈瘤の所見を認める（図1A）．両足の指間に白癬を疑う皮膚の落屑あり（図1B）．
【検査所見】血液検査：WBC 14,600/μL, Hb 15.5 g/dL, Plt 20.6万/μL, CRP 0.12 mg/dL, Alb 4.4 g/dL, Glu 87 mg/dL, HbA1c 5.6%, T-bil 0.7 mg/dL, AST 31 IU/L, ALT 44 IU/L, ALP 165 IU/L, LDH 232 IU/L, BUN 18.3 mg/dL, Cre 0.84 mg/dL

❶ 血液培養をとる者は，血液培養に救われる！

　　BMI 30を超える肥満の男性が悪寒戦慄を伴う発熱と左下肢の熱感，腫脹で来院されたケースです．
　　既往歴や症状より蜂窩織炎が強く疑われ，菌の侵入門戸としては足指間の白癬が考えられました．悪寒戦慄を伴い重篤感があることや局所の検体採取が困難であることから，担当医は血液培養を2セット採取してからセファゾリン1回2g，1日3回で治療を開始しました．

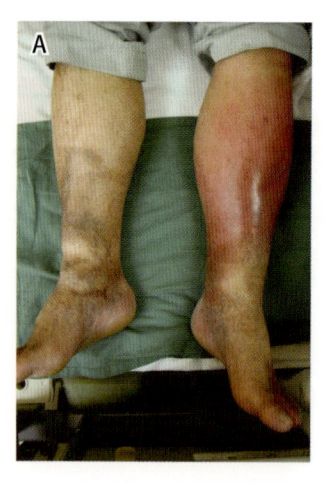

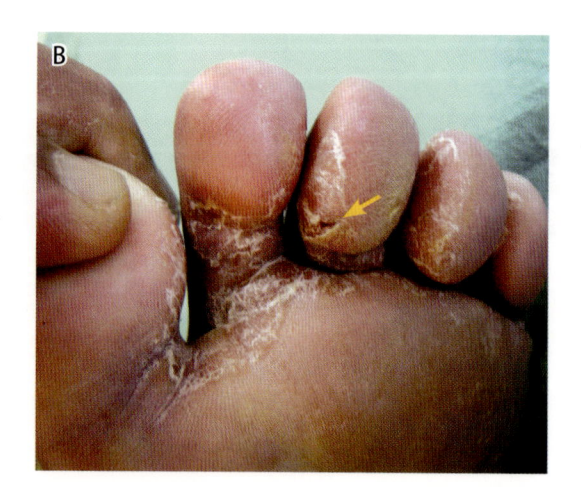

図1　症例1の下肢の肉眼所見
　A) 両下腿には皮膚の色素沈着と静脈瘤を伴う鬱滞性皮膚炎の所見があり，左下腿には発赤と腫脹が認められる．
　B) 足指間には皮膚の落屑が顕著であり，一部出血痕も認められる（➡）．

症例 16（つづき）

　入院翌日には，提出していた血液培養が2セットとも陽性となり，グラム陽性の連鎖球菌が検出された（図2）．その後検出された菌はG群連鎖球菌の*Streptococcus dysgalactiae* subspecies *equisimilis*（SDSE）と同定された．連鎖球菌が血液培養から検出された時点で抗菌薬をペニシリンGカリウム（PCG）1回300万単位，1日6回投与へde-escalation*し，劇症型の連鎖球菌感染症の治療**に準じてクリンダマイシン（CLDM）1回600 mg，1日3回を併用した．外科医へのコンサルトや画像的評価（CT, MRI）の結果，壊死性筋膜炎の可能性は低いと判断し抗菌薬投与で注意深く経過をみたところ，解熱とともに全身状態は改善し患肢の皮膚所見も改善した．抗菌薬は計14日間投与し治療を終了した．なお，菌の侵入門戸と考えられた白癬に関しても皮膚科へ紹介し抗真菌薬の塗布による治療を行った．

---

*de-escalation

　これまでもくり返し出ていますが，おさらいとしてまとめます．投与している抗菌薬を，検出された起炎菌に対してより効果的で狭域の抗菌薬へ変更することです．de-escalationを行うためには起炎菌を同定するための努力，すなわち「抗菌薬を投与する前に適切な検体を採取してグラム染色を行い，培養検査に提出する」という一連のプロセスを愚直に行うことが必要です．

**劇症型の連鎖球菌感染症の治療

　クリンダマイシンは細菌のリボソーム50Sサブユニットに作用しタンパク合成を阻害することで抗菌作用を発揮します．劇症型の連鎖球菌感染症では産生される毒素が劇症化の原因の1つとされており，クリンダマイシンはその毒素産生を抑える目的でβ-ラクタム系抗菌薬と併用されます．

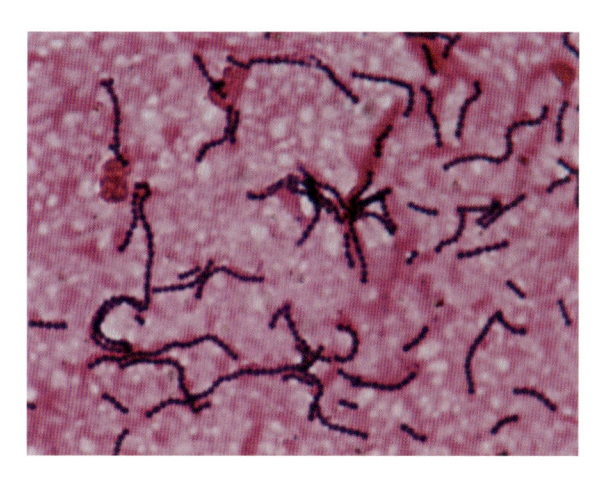

図2　症例16で陽性となった血液培養ボトルのグラム染色所見
グラム陽性の連鎖球菌が検出された．

最終診断：敗血症を伴ったG群連鎖球菌 *Streptococcus dysgalactiae* subspecies *equisimilis*（SDSE）による蜂窩織炎

　本症例はG群連鎖球菌の1種であるSDSEによる蜂窩織炎でした．起炎菌が不明であることが多い蜂窩織炎ですが，血液培養を採取することにより起炎菌を同定し適切な治療を行うことができました．本症例のように劇症型の連鎖球菌感染症の可能性が考えられたときには，それが十分に否定されるまでは積極的にクリンダマイシンを併用することが重要です．

エッセンス ①

- 蜂窩織炎では患部からの起炎菌検出が困難であるので積極的に血液培養を採取しよう
- 壊死性筋膜炎の原因になるようなβ溶血性連鎖球菌が検出されたときには，積極的にクリンダマイシンを併用しよう

症例 17

【症　例】72歳，男性．
【主　訴】悪寒を伴う発熱と腰痛．
【既往歴】胃癌（内視鏡的粘膜下層剥離術，腹腔鏡下幽門側胃切除術後），陰茎癌（陰茎切除術後）．
【現病歴】当院受診の3日前より悪寒を伴う39℃台の発熱があり，近医を受診した．腰痛を伴っていたことから腎盂腎炎などが疑われ，精査加療目的で当院を紹介され救急外来を受診した．
【身体所見】意識清明．血圧 97/56 mmHg，脈拍 86回/分，体温 38.6℃，SpO₂ 97 %（room air）．頭頸部から腹部までは特記すべき所見なし．腰部の体動時痛があり，両側腰部に叩打痛あり．陰茎切除後で下腹部に尿道口が造設されている．陰嚢はやや浮腫状で

軽度発赤を認めるも，熱感や疼痛なし．直腸診では前立腺に圧痛なし．四肢には局所の熱感や疼痛はないが下肢は全体的に紅潮しており，左下肢に軽い浮腫を認めた．
【検査所見】血液検査：WBC 4,400/μL, Hb 14.4 g/dL, Plt 12.4万/μL, CRP 29.22 mg/dL, BUN 26 mg/dL, Cre 1.30 mg/dL, eGFR 42.7 mL/分/1.7, T-bil 1.0 mg/dL, AST 57 IU/L, ALT 26 IU/L, LDH 340 IU/L.
尿検査 ：潜血（−），蛋白（2＋），糖（−），亜硝酸塩（−），白血球（−），細菌（−）．
【画像所見】胸部単純X線写真は特記所見なし．胸腹部CTでは陰嚢皮下に軽度の脂肪織混濁あり．腎臓や腎周囲，腸腰筋や椎体には明らかな異常は指摘できず．撮像範囲に膿瘍形成の所見なし．

❷ 腰痛を伴う発熱…原因は腎盂腎炎？？？

　腰痛に悪寒を伴う発熱をきたした高齢の患者さんです．陰茎癌の既往があり下腹部に尿道口が造設されていることから，まず複雑性尿路感染症としての腎盂腎炎を鑑別にあげましたが，尿所見に乏しいところが合致しませんでした．陰嚢が浮腫状で軽度発赤しており，CT画像上も陰嚢皮下の脂肪織の混濁を認めたことから陰嚢周囲の蜂窩織炎やFournier壊疽などの可能性も考えられました．泌尿器科および皮膚科へコンサルトしましたが，局所の熱感や疼痛といった所見がないこともあり積極的にはこれらの疾患を疑えないとのことでした．救急外来では熱源不明の重症感染症と判断され，内科に入院し精査加療を行うこととなりました．担当医は重症感染症の判断のもと，尿培養と血液培養2セットが提出済みであることを確認のうえ，カルバペネム系抗菌薬であるイミペネム／シラスタチンを初回500 mg，その後1回250 mg，1日4回で開始しました（腎機能に基づき投与量を調整）．

症例 17（つづき）

　入院翌日になると，左下腿から足関節周囲にかけての熱感と疼痛を伴う発赤が明らかになった（図3）．また救急外来で提出していた血液培養が2セットとも陽性となり**グラム陽性の連鎖球菌が検出された**（図4）．担当医は感染性心内膜炎の可能性を考え，循環器科へ心臓超音波検査を依頼した．連休中であり経胸壁心臓超音波検査しか施行できなかったが，明らかな疣贅は認められなかった．しかし感染性心内膜炎の可能性は完全には否定できなかったため，シナジー効果***を期待しゲンタマイシン（GM）1回80 mg，1日2回を併用した．同日の午後には，血液培養で検出されたグラム陽性連鎖球菌がβ溶血のコロニーを形成していることから，**侵襲性のβ溶血性連鎖球菌感染症**が強く疑われ，感染源としては下肢や陰嚢の皮膚・軟部組織が考えられた．そのため，**劇症型の連鎖球菌感染症**の治療に準じてクリンダマイシン1回800 mg，1日3回を追加した．入院翌々日には，血液培養で検出されたグラム陽性連鎖球菌がG群連鎖球菌の*Streptococcus dysgalactiae* subspecies *equisimilis*（SDSE）と同定された．この時点でイミペネム／シラスタチン（IPM/CS）をペニシリンGカリウム1回400万単位，1日6回へde-escalationした．その後，経食道心臓超音波検査で疣贅がないことが確認されたためゲンタマイシンは中止し，ペニシリンGカリウムとクリンダマイシンの併用で治療を継続した．腰痛に関しては椎体炎の合併が疑われたため脊椎

MRIを撮影したところ，初診時のCTでは確認されなかったL3, 4の椎体炎と脊柱管内膿瘍の所見が確認された（図5）．抗菌薬開始後は解熱傾向となり，腰痛や下肢の所見も改善していったが，化膿性脊椎炎に関しては手術を検討する必要があったため入院22日目に整形外科へ転科となった（最終的には手術は行わず抗菌薬投与による保存的治療で軽快した）．

***シナジー効果（相乗効果）

複数の抗菌薬を併用したときに相加（足し算）以上の効果が得られることをさします．アミノグリコシド系抗菌薬であるゲンタマイシンはグラム陽性球菌には効果が期待できない抗菌薬ですが，連鎖球菌感染症（特に心内膜炎などの重篤な血流感染など）においてペニシリン系抗菌薬と併用すると相乗効果が期待できます．

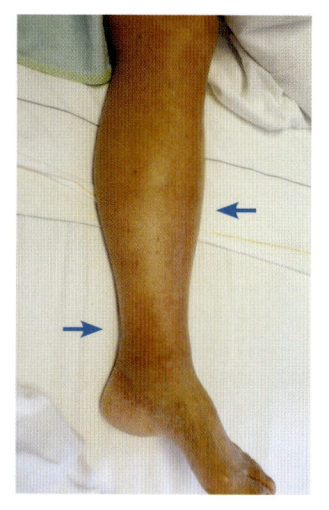

図3　症例17の左下肢の肉眼所見
入院翌日には左下腿や足関節周囲に熱感と疼痛を伴う発赤を認めた．

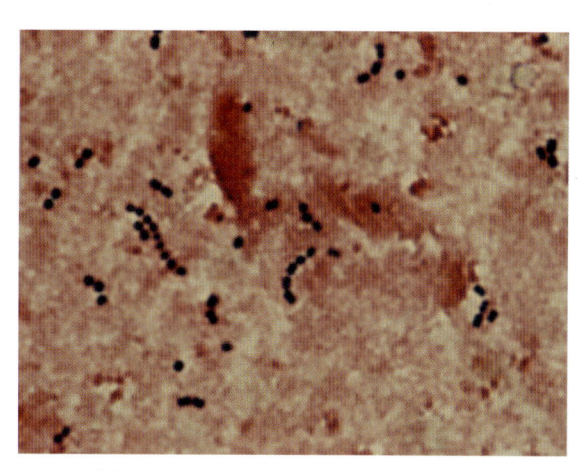

図4　症例17で陽性となった血液培養ボトルのグラム染色所見
グラム陽性の連鎖球菌が検出された．

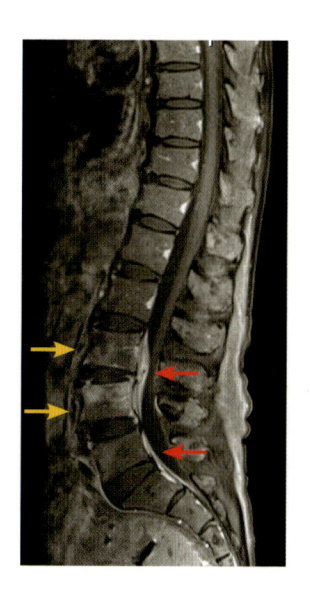

図5　症例17の胸腰椎の造影MRI所見
L3およびL4に不均一な信号変化と造影効果が認められる（→）．
L3, 4周囲やその下方の脊柱管に造影効果が認められる（→）．

表　ヒトに感染症を起こす主な連鎖球菌（Streptococci）の分類

グループ名	菌種名とその他の名称（略称や通称）		溶血性
pyogenic group	*S. pyogenes*（＝A群連鎖球菌：GAS） *S. agalactiae*（＝B群連鎖球菌：GBS） *S. dysgalactiae* subspecies *equisimilis*（SDSE） 　　　　（≒C群/G群連鎖球菌）		β
anginosus group	*S. anginosus* *S. constellatus* *S. intermedius*	以前は *S. milleri* group と呼ばれていた	α（β）
mitis group	*S. pneumoniae*（肺炎球菌）		
	S. mitis *S. oralis* *S. sanguinis* *S. parasanguinis*	viridans Streptococci （緑色連鎖球菌）	α
salivarius group	*S. salivarius*		
mutans group	*S. mutans*		
bovis group	*S. bovis*		α（γ）
その他	*S. suis*（豚レンサ球菌）		α

最終診断：G群連鎖球菌 *Streptococcus dysgalactiae* subspecies *equisimilis*（SDSE）による蜂窩織炎と敗血症および化膿性脊椎炎，脊柱管内膿瘍

❸ 連鎖球菌の分類とその特徴

　本症例の起炎菌であったSDSEは血清型でG群やC群（稀にA群）に分類されるβ溶血性のグラム陽性連鎖球菌です．このように連鎖球菌は血清型やコロニー周囲に形成される溶血のパターンに基づいて分類されますが，これらが1対1対応でなかったり通称名などが用いられたりするため，慣れないうちには理解するのが難しいと思います．表は遺伝子学的なグループ分けを中心に，菌種名やその他の名称，溶血性などを整理したものです．この表を理解する重要なポイントは溶血性です．β溶血性（コロニーの周囲に完全な透明の溶血環を形成する）連鎖球菌はヒトに対する病原性が強い細菌で，ときに侵襲性もしくは劇症型と呼ばれる致死的な感染症を引き起こします．一方でα溶血性（コロニーの周囲に不完全な緑色の溶血環を形成する）連鎖球菌はβ溶血性連鎖球菌に比べると病原性が弱く，主に亜急性の感染性心内膜炎の起炎菌となります（ただし例外として肺炎球菌はα溶血性を示すにもかかわらず病原性は非常に強く，臨床的にはβ溶血性の連鎖球菌と同様に侵襲性の感染症を引き起こす細菌として認識してください）．つまり，血液培養からグラム陽性の連鎖球菌が検出された場合には，その後血液寒天培地に形成されたコロニー周囲の溶血環からβ溶血性かα溶血性を判断し，前者であれば侵襲性の感染症を後者であれば亜急性の心内膜炎をまず鑑別にあげることになります．なお，そのほかには以前は *S. milleri* group と呼ばれていた *S. anginosus* group が膿瘍形成傾向の強い菌であり，頭頸部領域の深部膿瘍や肺膿瘍，膿胸などから検出される頻度が高いことを押さえておきましょう．

> **エッセンス 2**
> - β溶血性連鎖球菌（A群，B群，C/G群）と肺炎球菌は病原性が強い細菌であると認識しておこう
> - これらの細菌が血液培養や皮膚・軟部組織の膿などから検出されたら，侵襲性/劇症型の感染症を想起しよう

❹ G群連鎖球菌による感染症の特徴

重症型の連鎖球菌感染症のサーベイランスを行った国内の研究[1]では，G群連鎖球菌であるSDSEをはじめとしたβ溶血性連鎖球菌による感染症が近年増加してきていることが報告されています．SDSEの臨床的な特徴としては，救急外来で提出された検体からの検出が多いこと，A群連鎖球菌（group A Streptococci：GAS）と比較して**高齢者，特に70歳以上での発症が多い**こと，臨床病型として**敗血症や蜂窩織炎，化膿性関節炎が多くを占める**ことなどが報告されており[1,2]，これらの特徴はすべて症例17にあてはまります．またGASほどではありませんが壊死性筋膜炎や敗血症性ショックを伴う劇症型連鎖球菌感染症（streptococcal toxic shock syndrome：STSS），感染性心内膜炎の起炎菌になることもあるため[3]，救急外来などで初期対応が遅れないように十分にその特徴を理解しておきましょう．

> **エッセンス 3**
> - G群連鎖球菌であるSDSEの臨床的な特徴を押さえておこう

● まとめ

今回はG群連鎖球菌である*Streptococcus dysgalactiae* subspecies *equisimilis*（SDSE）による感染症を解説しました．A群連鎖球菌*Streptococcus pyogenes*（GAS）と比べると聞き慣れない菌名かもしれませんが，両者は同じβ溶血性を示し，臨床像や病原性において多くの類似点があります．特にSDSEは高齢者に多く，蜂窩織炎や敗血症を伴った化膿性関節炎，椎体炎の頻度が高いといった特徴があるため，フォーカスのはっきりしない高齢者の発熱を救急外来で診た場合には，皮膚や関節の症状に注意し，所見があった際にはSDSE感染症を鑑別にあげてほしいと思います．また，この機会にそれぞれの連鎖球菌感染症の特徴，特に侵襲性の感染症をきたすβ溶血性連鎖球菌の特徴をぜひ押さえておきましょう．

文 献

1) 平成22年度厚生労働省科学研究費補助金「新型インフルエンザ等新興・再興感染症研究事業」, 研究課題：重症型のレンサ球菌・肺炎球菌感染症に対するサーベイランスの構築と病因解析, その診断・治療に関する研究. (研究代表者 生方公子), 2012
2) Takahashi, T., et al.：Invasive infection caused by *Streptococcus dysgalactiae* subsp. *equisimilis*: characteristics of strain and clinical features. J infect Chemother, 17：1-10, 2011
3) Arnold, N. W.：Group C and group G streptococcal infection. UpToDate, 2012

Part 2 実践編

10 中枢神経感染症
迅速な対応が必要とされる細菌性髄膜炎

● はじめに

　今回は，遭遇する頻度は決して多くはないものの，救命や後遺症を残さないためには，迅速かつ適切なマネージメントが必要である細菌性髄膜炎にアプローチしてみましょう．

> **症例 18**
>
> 【症　例】60歳，女性．【主　訴】悪心，嘔吐，全身倦怠感，咳嗽．
> 【既往歴】虫垂炎（幼少時），脂質異常症（10年前からプラバスタチン内服中）．
> 【現病歴】当院受診の4日前より全身倦怠感と背部痛が出現した．翌日，近くの診療所を受診し心電図検査と腹部超音波検査が施行されたが，特に異常はなく鎮痛薬を処方され帰宅となった．しかしその後も症状が改善せず咳嗽も認めるようになったため，2日後に同診療所を再受診した．胸部X線写真で右上肺野に浸潤影を認め，肺炎の診断でクラリスロマイシン（CAM）を処方され帰宅となったが，悪心，嘔吐があり体調がすぐれないとのことですぐに再診した．その後，重症肺炎が疑われ当院へ緊急搬送となった．
> 【身体所見】GCS M4V2E1，JCS Ⅲ-100の意識障害あり．血圧 164/75 mmHg，脈拍 87回/分，体温 35.9℃，呼吸数 30回/分，SpO$_2$ 99％（O$_2$ nasal 1 L/分）．瞳孔径は 2.5 mm で左右差なし．対光反射あり．項部硬直あり．右肺の呼吸音減弱を認めるが，明らかな crackle は聴取されず．心雑音なし．腹部，四肢には特記所見なし．深部腱反射では右の膝蓋腱反射の亢進あり．病的反射なし．
> 【検査所見】血液検査：WBC 10,300/μL，Hb 12.3 g/dL，Plt 19.1万/μL，CRP 25.15 mg/dL，Glu 184 mg/dL，T-bil 0.6 mg/dL，AST 16 IU/L，ALT 28 IU/L，BUN 12.0 mg/dL，Cre 0.43 mg/dL
> 【画像所見】胸部X線写真では右上肺野に浸潤影を認め，胸部CTでは右上葉の大葉性肺炎の像と右側優位の胸水貯留を認めた（図1）．

❶ 疑うことからすべてが始まる内科エマージェンシー！

　特に目立った既往歴のない中年女性が，重症の肺炎という診断で紹介されてきたケースで

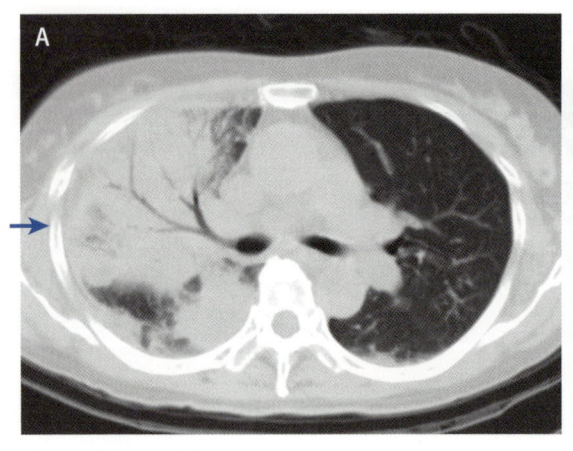

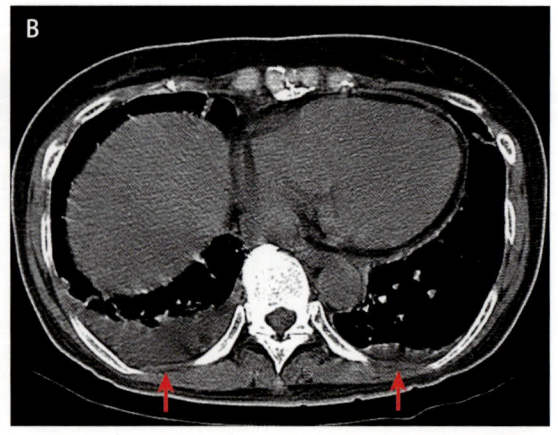

図1　胸部CT画像
A)肺野条件では右上葉に大葉性肺炎の所見を認めた（→）．B)縦隔条件では右側優位の胸水貯留が確認された（→）．

表1　成人の細菌性髄膜炎で認められる症状や徴候

- 発熱
- 項部硬直などの髄膜刺激徴候
- 意識障害（傾眠，錯乱，昏迷など）
- 頭痛
- 悪心・嘔吐
- 痙攣
- 局所神経症状
- 羞明
- 皮疹（点状出血，紫斑など）

発熱，項部硬直，意識障害は細菌性髄膜炎の古典的な3徴とされるが，すべて揃うのは半数もない．

　す．全身倦怠感や咳嗽といった症状に加え，胸部X線，CTにて浸潤影を認めていることから肺炎があることに異論はないですが，意識障害は肺炎そのものに起因すると考えてよいでしょうか．本症例は来院の時点で意識障害があり，悪心・嘔吐のほか項部硬直，神経症状を認めていることから，肺炎以外に細菌性髄膜炎などの中枢神経疾患の合併が疑われました．

　頻度こそ多くはないですが，**細菌性髄膜炎は内科緊急疾患（内科エマージェンシー）の1つであり，初期対応の遅れが生命予後や後遺症の有無に直結します**．そのため，どのようなときに細菌性髄膜炎を疑うかを普段から知っておく必要があります．具体的には表1に示すような症状や身体所見により疑いますが，古典的な髄膜炎の3徴である発熱，項部硬直，意識障害を含め，記載している所見がすべて揃うわけではないことに注意します．このうち髄膜刺激徴候（表2）については，**jolt accentuation**[1)]の感度が97％と最も高く，髄膜炎の除外に有用ですが，頭痛を訴えることが可能な意識レベルであることが前提となります．

　なお，細菌性髄膜炎の起炎菌はまず鼻咽腔粘膜にコロニーを形成し，その後血流に乗って脳

Part 2 実践編

表2 髄膜刺激徴候

項部硬直（nuchal rigidity, neck stiffness）	仰臥位になっている患者の首を他動的に屈曲させると硬く抵抗を感じる
jolt accentuation	1秒に2，3回の速さで頭を左右に振ると頭痛が増強する
neck flexion test	首を前屈させたときに，後頸部の痛みのために顎を胸につけられない
Kernig徴候	股関節を90°に曲げた状態から下腿を進展させると疼痛により進展が制限される
Brudzinski徴候	仰臥位になっている患者の首を他動的に屈曲させると股関節と膝関節が屈曲する

このなかではjolt accentuationの感度が97％と最も高く，認められない場合には髄膜炎をほぼ除外できる．

室内の脈絡叢に到達して感染が成立するとされます．そのため，先行症状や合併症としての上気道炎，副鼻腔炎，中耳炎，肺炎の存在を病歴聴取や検査で確認します．またその病態生理からもわかるように，疑ったら血液培養を必ず採取する必要があります．

> **エッセンス❶**
> ・細菌性髄膜炎は"内科エマージェンシー"！そのため，疑うべき症状や所見，経過などをしっかり押さえておこう

症例18（つづき）

本症例は意識障害と神経学的異常所見を認めたため，頭部CTを撮影し脳内の占拠性病変や脳ヘルニアの所見がないことを確認したうえで腰椎穿刺を行った．

【髄液所見】初圧 180 mmH2O，髄液外観は黄色で混濁，糖 0 mg/dL（血糖は184 mg/dL），細胞数 120/μL（多核球：単核球＝105：15），髄液のグラム染色でグラム陽性の双球菌を確認した（図2）．

肺炎に関しては喀痰を得ることができなかったが，**尿中抗原検査では肺炎球菌の抗原が陽性**であった．

また髄液検体を用いて同様の抗原検査を行ったところ陽性所見が得られた（図3）．これらの所見より肺炎球菌性肺炎および髄膜炎と診断し，抗菌薬としてメロペネム（MEPM）1回2g 1日3回を開始し，同時にステロイドとしてデキサメタゾン1回7.5 mg（0.15 mg/kg）1日4回を開始した．

❷ 細菌性髄膜炎の診断プロセス

細菌性髄膜炎は迅速に診断および治療を行う必要がある疾患です．しかし，臨床現場では細菌性髄膜炎とそれ以外の髄膜炎との鑑別は困難であることも多く，細菌性髄膜炎が鑑別にあがった時点ですみやかに（できれば30分以内に）有効な抗菌薬を投与することが求められます．そのため，状況によっては腰椎穿刺や頭部CTを撮影する前に抗菌薬投与を開始します．**細菌性髄膜炎は検体（髄液）採取前の抗菌薬投与が許容される感染症**ですが，この場合でも**血液培養は抗菌薬投与前に採取**し，抗菌薬投与後すみやかに腰椎穿刺で髄液を採取することが必

10　中枢神経感染症

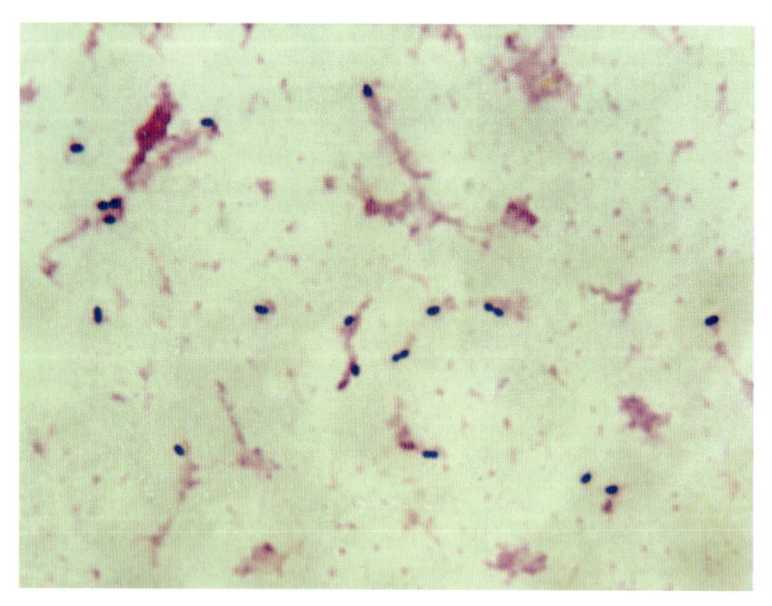

図2 髄液のグラム染色所見
グラム陽性球菌を認めた．一部は双球菌の形態をとっており，肺炎球菌 Streptococcus pneumoniae が推定された．

表3 腰椎穿刺前の頭部CT撮影が推奨される条件

・年齢60歳以上
・免疫不全の存在（HIV感染症，免疫抑制薬内服中など）
・中枢神経疾患の既往（脳梗塞，占拠性病変など）
・1週間以内の痙攣の存在
・意識障害
・局所神経症状
・乳頭浮腫

これらの情報がすべて確認できるとは限らないため，総合的に撮影の適否を判断する．
大切なことは，CT撮影のために治療を遅らせないことである．
文献2より作成．

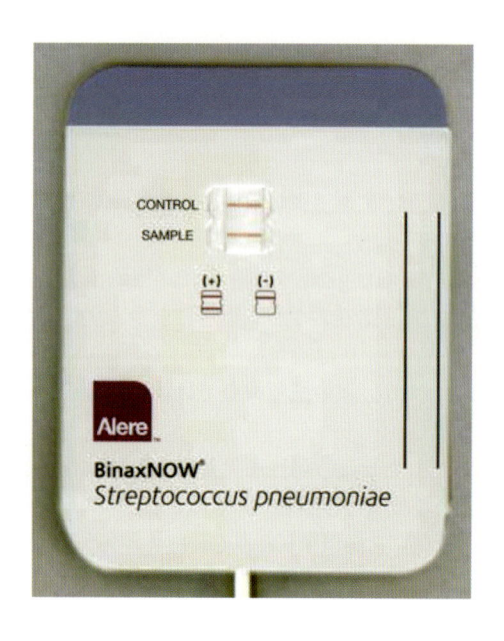

図3 肺炎球菌尿中抗原キット
CONTROLとSAMPLEの2箇所にバンドが検出され「陽性」と判断される．
本症例では，血液，髄液のいずれの検体でも陽性所見が得られた．
写真はBinaxNOW® 肺炎球菌．
アーリアメディカルホームページより転載．
http://www.alere.co.jp/products/binax/

表4　髄膜炎・脳炎の典型的な髄液所見

種類	肉眼所見など	初圧（mmH₂O）	蛋白（mg/dL）	糖（mg/dL）	細胞数（/μL）
成人（正常値）	透明	70～180	15～45	50～75	0～5　リンパ球
ウイルス性髄膜炎	透明～軽度濁り	正常～多少上昇	正常～多少増加<200	正常	10～1,000　リンパ球（初期は多核球多し）
ウイルス性脳炎	透明	多少上昇	正常～多少増加	正常	10～200　リンパ球
細菌性髄膜炎	軽度濁り～膿状	上昇	100～500・稀に1,500	低下　多くは<20	1,000～5,000～稀に10,000　多核球
真菌性・結核性髄膜炎	透明～軽度濁り	上昇のこと多い	増加ただし500以下のこと多い．通常50～300	低下　20～40が多い	稀に20～50～300～稀に500　リンパ球

これらの所見は各疾患でオーバーラップしているため，あくまでも参考程度とし，安易に細菌性髄膜炎を除外しないことが重要である．
文献3, pp.403 表V-6より作成．

要です．なお，表3に示す条件に該当する場合には腰椎穿刺前に頭部CTを撮影し，その適否を判断します[2]．

　腰椎穿刺を行ったら，まず初圧の測定を行うとともに**肉眼的性状を確認**します．そして，得られた髄液の**細胞数とその分画**，**髄液糖（血糖との比較が必要）**，**髄液蛋白を測定**します．これらの所見によって髄膜炎は表4のように分類されますが[3]，これらはオーバーラップがあり，また同じ疾患であっても病期によって所見が変わり得るため，あくまでも参考に留めます．細菌性髄膜炎の主要な起炎菌は図4のように種類が限られているため，**グラム染色で特徴的な形態が確認されたときの特異度は高くなります**．そのため，検体が得られたらすぐにグラム染色を行って起炎菌を推定します（検出感度を上げるために髄液は3,000回転で10～15分程度遠心分離を行い沈渣部分を塗抹します）．なお，必要に応じて測定する項目としてPCR（ウイルス性髄膜炎や結核性髄膜炎），アデノシンデアミナーゼ（結核性髄膜炎），クリプトコッカスネオフォルマンス抗原（クリプトコッカス髄膜炎），FTA-ABS・VDRL（神経梅毒）などがあるので，検体の一部は別途保存しておきます．なお，ラテックス凝集反応を用いた髄液の細菌抗原検出キットも市販されており，特にすでに抗菌薬が投与されグラム染色や培養検査で起炎菌が検出できないときなどには有用であるため適宜利用するとよいでしょう．本症例では，肺炎球菌尿中抗原キットを髄液検体でも使用し陽性所見を得ましたがキットの適用外使用であり，あくまでも参考所見です．

> **エッセンス❷**
> - 細菌性髄膜炎は内科エマージェンシーであり，疑った時点で迅速な対応が必要である．それゆえ，検体（髄液）を採取する前に抗菌薬を投与することが許容される感染症である
> - 髄液の性状により髄膜炎を大まかに分類することは可能だが，オーバーラップも多いため，安易に細菌性髄膜炎を除外しないことが重要である
> - 髄液のグラム染色は特異度が高いため，積極的に行って起炎菌を推定するように心がける

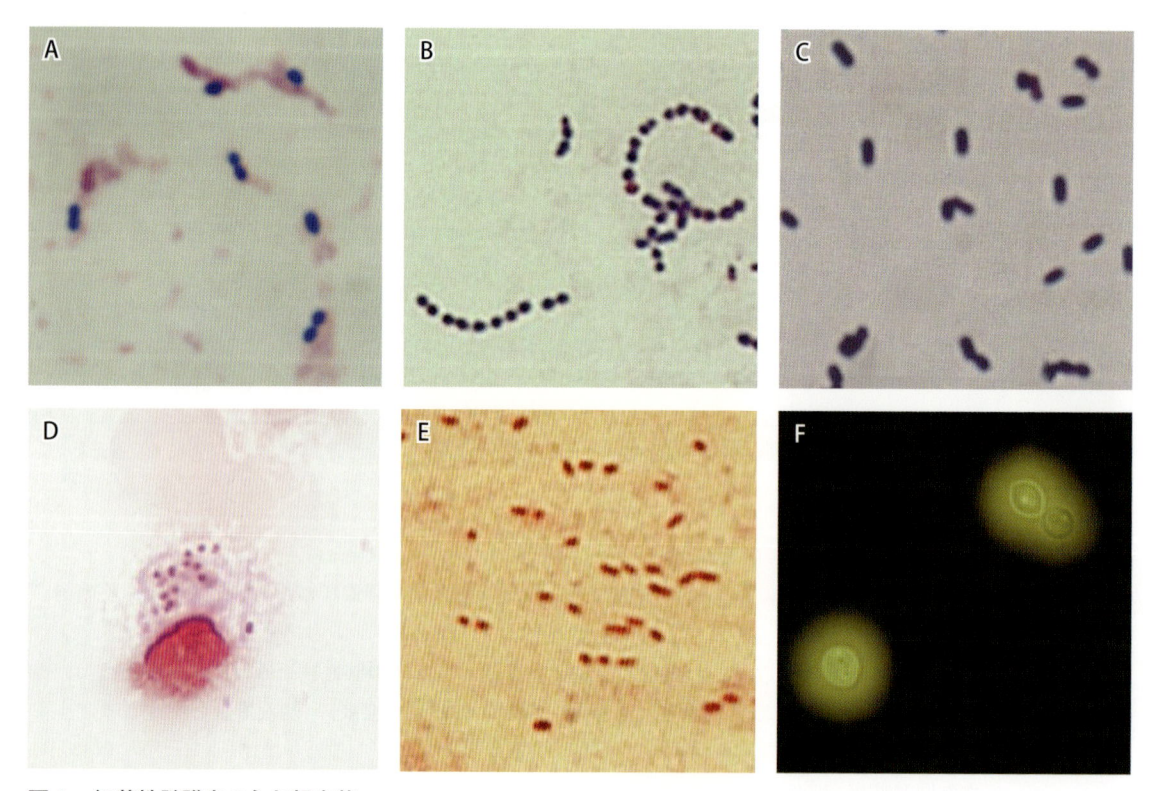

図4 細菌性髄膜炎の主な起炎菌
A) 肺炎球菌，B) B群連鎖球菌，C) リステリア モノサイトゲネス，D) 髄膜炎菌，E) インフルエンザ菌，F) クリプトコッカス ネオフォルマンス（墨汁法）※髄膜炎菌は琉球大学医学部附属病院臨床検査部　仲宗根 勇先生のご厚意による．
※：クリプトコッカスは真菌であるが，特徴的な形態や検出法があるため掲載した．

3 細菌性髄膜炎の治療方針

　前述した通り，細菌性髄膜炎が疑われたら迅速に抗菌薬を投与する必要があります．しかし，腰椎穿刺がすぐにできないことがあり，またある程度，細菌性髄膜炎の起炎菌は限られていることもあって，わが国ガイドライン[4]や米国のガイドライン[5]では，年齢や免疫状態などの患者背景によって使用すべき抗菌薬が示されています．耐性菌の頻度やそれに応じた抗菌薬選択の考え方に若干の違いがあるため，詳細については直接それぞれのガイドラインを参照していただきたいですが，いずれのガイドラインでもポイントは，**①グラム染色で起炎菌推定が可能かどうか**，**②推定できた場合とできない場合の抗菌薬の選択**，**③抗菌薬投与直前もしくは同時のステロイド投与**の3つです．①と②に関しては，肺炎球菌は成人を中心に最も頻度が高い起炎菌であり，B群連鎖球菌や大腸菌は新生児に，インフルエンザ菌は小児に多いという疫学的なデータがあるため，グラム染色を行う際や抗菌薬を選択する際には，年齢に応じてこれらの菌を想定しておく必要があります．またリステリアは頻度こそ高くないものの，免疫不全者や幼児，高齢者で起炎菌になることがあり，セフェム系抗菌薬が無効でアンピシリンで治療するという特徴があるため，細菌性髄膜炎の治療における肝となっています．③に関して

は，肺炎球菌やインフルエンザ菌による細菌性髄膜炎では，抗菌薬の投与前もしくは同時にデキサメタゾンを投与すると，死亡率や後遺症の発症を減らすというエビデンス[6]があるため積極的に使用すべきですが（通常 0.15 mg/kg を 6 時間ごとに 2〜4 日間投与），有用性が証明されていない新生児への投与や抗菌薬開始後の投与，他の起炎菌による髄膜炎への投与は行わないことが原則です．（わが国のガイドラインではすべての成人例の細菌性髄膜炎に対して副腎皮質ステロイドの投与を推奨しています．この辺りの考え方については直接ガイドラインを参照してください）

治療期間は，インフルエンザ菌や髄膜炎菌が起炎菌の場合は 7〜10 日間，肺炎球菌の場合は 10〜14 日間，B 群連鎖球菌やグラム陰性桿菌では 14〜21 日間，リステリアでは 21 日以上が目安となります．

エッセンス ❸

- 日米の細菌性髄膜炎のガイドラインにおいて，髄液のグラム染色は重要な検査に位置づけられている
- しかし，グラム染色で起炎菌が推定できない場合でも，ガイドラインを参考にエンピリックに治療を開始する
- 肺炎球菌やインフルエンザ桿菌による髄膜炎が疑われた際には，抗菌薬の投与前もしくは投与開始と同時にステロイドの併用を行う

症例 18（つづき）

入院翌日には血液および髄液培養が陽性となり，その後いずれの検体からもペニシリン低感受性の肺炎球菌（penicillin-intermediate *Streptococcus pneumoniae*：PISP）が同定された．治療開始後は徐々に意識レベルは改善し，抗菌薬投与を終了した第 14 病日には意識障害は一切認めなかった．しかし，意識障害の回復とともに病前には認めなかった左耳の高度難聴と耳鳴を伴っていることが判明し，耳鼻咽喉科で評価してもらったところ，髄膜炎による内耳神経障害と診断された．

最終診断：ペニシリン低感受性の肺炎球菌（PISP）による肺炎および髄膜炎

本症例は抗菌薬投与とステロイド投与により救命することはできましたが，合併症として片側の高度難聴が確認されました．細菌性髄膜炎では経過中に第 3，6，7，8 脳神経が侵されることがあり，特に第 8 神経障害の頻度が多いです．第 3，6，7 脳神経障害は髄膜炎の治癒とともに改善することが多いですが，第 8 脳神経障害は髄膜炎の発症後早期に生じ，不可逆性になることが多いとされます[7]．本症例も第 5 病日にはすでに難聴を認めており，残念ながら髄膜炎治癒後も難聴に関しては回復しませんでした．

表 グラム染色によって起炎菌が想定できた場合の抗菌薬選択

グラム染色	想定される起炎菌	治療
グラム陽性球菌	肺炎球菌	第3世代セフェム系抗菌薬（セフォタキシムまたはセフトリアキソン）＋バンコマイシン または カルバペネム系抗菌薬（パニペネム・ベタミプロン合剤またはメロペネム）
	B群連鎖球菌	アンピシリン 第3世代セフェム系抗菌薬 　（セフォタキシムまたはセフトリアキソン）
	ブドウ球菌	バンコマイシン またはリネゾリド
グラム陰性球菌	髄膜炎菌	第3世代セフェム系抗菌薬 　（セフォタキシムまたはセフトリアキソン） または ペニシリンG または メロペネム
グラム陽性桿菌	リステリア菌	アンピシリン＋ゲンタマイシン または ST合剤 または メロペネム
グラム陰性桿菌	インフルエンザ菌	第3世代セフェム系抗菌薬（セフォタキシムまたはセフトリアキソン） またはフルオロキノロン
	緑膿菌*	第3・4世代セフェム系抗菌薬（セフタジジム，セフェピム） または カルバペネム系抗菌薬（パニペネム・ベタミプロン合剤またはメロペネム）
	大腸菌群*	第3・4世代セフェム系抗菌薬（セフォタキシム，セフトリアキソン，セフタジジム，セフォゾプラン） または カルバペネム系抗菌薬

＊：抗菌薬の感受性結果を確認後，最適な薬剤に変更することが重要である．
文献3，5より作成．

●まとめ

　今回は中枢神経感染症のうち，特に内科エマージェンシーとされる細菌性髄膜炎の症例について解説しました．遭遇する頻度からすると決してコモンディジーズとは言えない疾患ですが，救急外来などで髄膜炎を疑うシチュエーションは稀ではないはずです．細菌性髄膜炎の可能性を疑ったときにすぐに行動が取れるよう，診断から治療の流れを1度整理しておきましょう．

文　献

1) Uchihara, T. & Tsukagoshi, H.：Jolt accentuation on headache：the most sensitive signs of CSF pleocytosis. Headache, 31：167-171, 1991
2) Hasbun, R., et al.：Computed tomography of the head before lumbar puncture in adults with suspected meningitis. N Engl J Med, 345：1727-1733, 2001
3) 青木眞：第Ⅴ章 中枢神経感染症.「レジデントのための感染症診療マニュアル 第2版」, pp.395-445, 医学書院, 2008
4)「細菌性髄膜炎の診療ガイドライン」（細菌性髄膜炎の診療ガイドライン作成委員会／編, 日本神経治療学会, 日本神経学会, 日本神経感染学会／監）, 医学書院, 2007
5) Tunkel, A. R., et al.：Practice guideline for the management of bacterial meningitis. Clin Infect Dis, 39：1267-1284, 2004
6) de Gans J. & van de Beek D.：Dexamethasone in adults with bacterial meningitis. N Engl J Med, 347：1549-1556, 2002
7) Roos, K. L.（著）, 湯浅龍彦（監訳）：第6部 細菌性髄膜炎の治療.「髄膜炎の100章」, pp.81-84, 西村書店, 2003

微生物索引

欧文

A・B

Acinetobacter baumannii ……………… 52, 54, 82, 87
Actinomyces israelii …………………………… 56
Actinomyces spp. …………………………… 55, 126
Adenovirus …………………………………………… 101
Aeromonas hydrophila ………………………… 52, 119
Aeromonas spp. ……………………………………… 101
anginosus group ……………………………………… 132
Astrovirus …………………………………………… 101
A型肝炎ウイルス …………………………………… 101
A群連鎖球菌 ………………………… 50, 51, 119, 133
α-*Streptococcus* ……………………………………… 73
Bacillus cereus …………………………… 101, 113, 114
Bacillus spp. ……………………………………………… 55
Bacteroides fragilis ………………………………… 58
Bacteroides spp. ……………………………………… 58
Bartonella henselae ………………………………… 52
Blastocystis hominis ……………………………… 101
Bordetella pertussis ……………………………… 52, 54
Borrelia spp. …………………………………………… 60
Burkholderia cepacia …………………………… 52, 87
B群連鎖球菌 ………………… 50, 92, 119, 140, 141

C・D

C. botulinum …………………………………………… 55
C. tetani ………………………………………………… 55
Campylobacter jejuni …………………… 54, 100, 101
Campylobacter spp. ………………………………… 52
CA-MRSA (community-associated methicillin-resistant *Staphylococcus aureus*) …………………………… 123, 124, 125
Candida albicans …………………………………… 55, 56
Candida spp. …………………………………………… 113
Capnocytophaga spp. ………………………………… 52
Chlamydia trachomatis …………………………… 96
Chlamydophila/Chlamydia spp. ………………… 59
Chlamydophila pneumoniae ……………………… 27
Citrobacter freundii ……………………………… 52, 87
Clostridium difficile ……………………… 55, 101, 102
Clostridium perfringens …………………… 55, 101, 118
Clostridium spp. ……………………………… 55, 58, 119
CNS (coagulase-negative Staphylococci) …………………………… 26, 50, 113, 114
Corynebacterium spp. ……………………………… 55, 113
Coxiella burnetii ……………………………………… 111
Cryptococcus neoformans ………………………… 64, 121
Cryptosporidium parvum ………………………… 101
Cyclospora cayetanensis ………………………… 101
Cytomegalovirus ……………………………………… 101
C群連鎖球菌 …………………………………………… 50

E〜H

E. faecium ……………………………………………… 50
EAggEC (enteroaggregative *E. coli*) ………………………………………………… 101
EHEC (enterohemorrhagic *E. coli*) ………………………………………………… 101
EIEC (enteroinvasive *E. coli*) ………………… 101
Entamoeba histolytica …………………… 101, 104
Enterobacter cloacae ……………………………… 52, 87
Enterococcus faecalis ……………………… 50, 51, 95
Enterococcus ……………………………… 50, 92, 95, 113
Enterovirus …………………………………………… 101
EPEC (enteropathogenic *E. coli*) ………………………………………………… 101
Escherichia coli ……………………… 52, 53, 89, 119
ETEC (enterotoxigenic *E. coli*) ……………… 101
Fusobacterium nucleatum ………………………… 58
Fusobacterium spp. ………………………………… 57
Giardia lamblia ……………………………………… 101
group A Streptococcus ……………………………… 50
group B Streptococcus ……………………………… 50
G群連鎖球菌 ………………… 50, 128, 129, 130, 132, 133
Haemophilus influenzae ……………… 27, 52, 53, 81
HA-MRSA (hospital-associated MRSA) …………………………………………… 125
Helicobacter pylori …………………………………… 52
Hepatitis A virus …………………………………… 101

I〜M

Isospora belli ………………………………………… 101
Klebsiella pneumoniae …………… 27, 52, 53, 93, 119
Klebsiella spp. ………………………………………… 98
Legionella pneumophila …………… 27, 59, 60, 75, 76
Leptospira interrogans …………………………… 60
Listeria monocytogenes ……………………… 55, 56
M. abscessus …………………………………………… 59
M. fortuitum …………………………………………… 59
M. kansasii ……………………………………………… 59, 62
M. marinum …………………………………………… 59
MAC (*Mycobacterium avium-intracellulare* complex) ………… 59, 62, 101, 121
Moraxella catarrhalis ……………… 27, 56, 57, 81
MRCNS (methicillin-resistant coagulase-negative *Staphylococcus*) …………………………………………… 50
MRSA (methicillin-resistant *Staphylococcus aureus*) …………………… 50, 51, 81, 82, 111, 114
MSSA (methicillin sensitive *S. aureus*) ………………………………………… 51
multidrug-resistant MDRP (*Pseudomonas aeruginosa*) ……………… 84
Mycobacterium kansasii ………………………… 121
Mycobacterium tuberculosis ………………… 59, 101
Mycoplasma pneumoniae ………………………… 27
Mycoplasma spp. …………………………………… 59

N〜P

Neisseria gonorrhoeae …………………………… 56, 96
Neisseria meningitidis …………………………… 56
Neisseria spp. ………………………………………… 57
Nocardia spp. ………………………………………… 55, 126
NTM (non-tuberculous mycobacteria) ………………………………………… 59
Norovirus ……………………………………………… 101
P. canis ………………………………………………… 119
P. multocida …………………………………………… 119
Pasteurella multocida ……………………………… 52
Pasteurella spp. ……………………………………… 119
Peptostreptococcus spp. ……………………… 57
PISP (penicillin-intermediate *Streptococcus pneumoniae*) ……………… 68, 141
Plesiomonas spp. …………………………………… 101
Pneumocystis jirovecii …………………………… 63
Prevotella spp. ……………………………………… 57
Proteus mirabilis …………………………………… 52
Proteus spp. …………………………………………… 98
Proteus vulgaris …………………………………… 52
PRSP (penicillin-resintant *Streptococcus pneumoniae*) ………………… 50

Pseudomonas aeruginosa
　　　　　　52, 53, 81, 84, 87, 119

R・S

Rickettia spp. 59
Rotavirus 101
S. agalactiae 50, 132
S. anginosus group 132
S. constellatus 132
S. epidermidis 50
S. haemolyticus 50
S. intermedius 132
S. lugdunensis 50
S. milleri group 132
S. mutans 132
S. oralis 132
S. parasanguinis 132
S. pyogenes 50
S. salivarius 132
S. sanguinis 132
S. saprophyticus 50
S. suis 132
salivarius group 132
Salmonella spp. 52, 101
Salmonella Typhi 54
SDSE (*Streptococcus dysgalactiae* subspecies *equisimilis*)
　　　　　128, 129, 130, 132, 133
Serratia marcescens 52, 87, 119
Spirochaeta 60
Shigella spp. 52, 101
Staphylococcus aureus
　　　　　27, 50, 51, 81, 101, 111, 113
Staphylococcus spp. 50
Stenotrophomonas maltophilia
　　　　　　　　　　52, 54, 87
Streptococcus agalactiae 92, 119
Streptococcus anginosus 118, 132
Streptococcus bovis 111, 132
Streptococcus mitis 110, 132
Streptococcus pneumoniae
　　　　　　27, 50, 51, 68, 132
Streptococcus pyogenes
　　　　　　　51, 119, 132, 133
Strongyloides stercoralis 101

T～Y

Treponema pallidum 60

Vibrio spp. 52, 101
Vibrio vulnificus 119
viridans Streptococci
　　　　　26, 50, 110, 111, 132
Yersinia enterocolitica 101
Yersinia spp. 52

和　文

ア行

アクチノマイセス 55, 56, 126
アシネトバクター 52, 54, 82, 83, 87
アストロウイルス 101
アデノウイルス 101
院内感染型MRSA 125
インフルエンザ菌
　　　　　27, 52, 53, 81, 140, 141
ウェルシュ菌 101
エルシニア 52, 101
エロモナス 52, 101, 119
エンテロウイルス 101
エンテロバクター 52, 87
黄色ブドウ球菌
　　　27, 50, 51, 81, 82, 83, 101, 111, 113, 114

カ行

ガス壊疽菌 55
カプノサイトファーガ 52
カンジダ 55, 56, 113
キャンピロバクター
　　　　　52, 54, 100, 101, 106
クラミジア 59
クラミジア トラコマティス 96
クラミドフィラ 28, 76, 77
クラミドフィラ ニューモニエ 27
クリプトコッカス 64
クリプトコッカス ネオフォルマンス
　　　　　　　　　　64, 121
クリプトスポリジウム 101
クレブシエラ 52, 53
クレブシエラ ニューモニエ 27, 93
クロストリジウム 55, 58, 119
クロストリジウム ディフィシレ
　　　　　　　　55, 101, 102
結核菌 59, 62
コアグラーゼ陰性ブドウ球菌 50, 113

抗酸菌 101
コリネバクテリウム 55, 113

サ行

サイクロスポーラ 101
サイトメガロウイルス 101
サルモネラ 52, 101
市中感染型MRSA 119, 123, 125
シトロバクター 52, 87
髄膜炎菌 56, 141
スピロヘータ 60
赤痢アメーバ 101, 104
赤痢菌 52, 101
セパシア 52, 87
セラチア 52, 87, 119
セレウス菌 101, 113, 114
戦争イソスポーラ 101
双球菌 51, 54, 57, 81

タ行

大腸菌 52, 53, 89, 101
多剤耐性緑膿菌 84
チフス菌 54
腸管凝集性大腸菌 101
腸管出血性大腸菌 101
腸管侵入性大腸菌 101
腸管毒素原性大腸菌 101
腸管病原性大腸菌 101
腸球菌 50, 51, 92, 95

ナ行

ナイセリア属 57
ニューモシスチス イロベッチー 63
ノカルジア 55, 126
ノロウイルス 101

ハ行

肺炎桿菌 27, 119
肺炎球菌
　　　27, 32, 50, 51, 68, 70, 73, 132, 140, 141
梅毒トレポネーマ 60
バクテロイデス 58
バクテロイデス フラジリス 58
破傷風菌 55
パスツレラ 52, 119
バチルス 55, 113

微生物索引

バルトネラ	52
非結核性抗酸菌	59, 62
ビブリオ	52, 101, 119
百日咳菌	52, 54
表皮ブドウ球菌	50, 113
ピロリ菌	52
フソバクテリウム	57, 58
豚レンサ球菌	132
ブドウ球菌	50
ブラストシスチス	101
プレシオモナス	101
プレボテラ	57
プロテウスブルガリス	52
プロテウスミラビリス	52
糞線虫	101
ペニシリン耐性肺炎球菌	50
ペニシリン低感受性の肺炎球菌	68, 141
ペプトストレプトコッカス	57
放線菌	126
ボツリヌス菌	55
ボレリア	60

マ行

マイコプラズマ	28, 59, 76, 77
マイコプラズマ ニューモニエ	27
マルトフィリア	52, 54, 87
メチシリン耐性黄色ブドウ球菌	50
メチシリン耐性コアグラーゼ陰性ブドウ球菌	50
モラキセラ カタラーリス	27, 56, 57, 81, 83

ラ行

ランブル鞭毛虫	101, 105
リケッチア	59, 76
リステリア	55, 56, 140, 141
緑色連鎖球菌	50, 110, 111, 132
緑膿菌	52, 53, 81, 87, 119
淋菌	56, 96
レジオネラ	27, 28, 59, 60, 76
レプトスピラ	60
ロタウイルス	101

用語索引

記号・数字

+α	87
1％硫酸アルコール	126
3％塩酸アルコール	126
3％NaCl	67
3つのステップ	25
3つの要素	25
5つのポイント	24

欧文

A～C

ABPC	52, 68, 80, 92, 95
ABPC/SBT	83, 112
acute onset	100
AMPC	68
AMPH-B	114
atypical bacteria	59
AZM	96
A型肝炎	104
α溶血性連鎖球菌	50, 132
Bartholomew&Mittwer法	37
blue diaper syndrome	98
bovis group	132
Brudzinski徴候	137
budding	56
β溶血性	132, 133
β溶血性連鎖球菌	50, 133
β溶血性連鎖球菌感染症	130
β-ラクタマーゼ	57, 58, 82
β-ラクタマーゼ阻害薬配合ペニシリン系抗菌薬	57, 58, 82, 84
β-ラクタム系抗菌薬	59, 79, 128
CAUTI (catheter-associated urinary tract infection)	95
CAZ	114
CDAC (*C. difficile* associated colitis)	103
CFPM	114
CFU (colony-forming unit)/mL	89
CHDF (continuous hemodiafiltration)	124
CLDM	117, 118
clean stain	63
*Clostridium difficile*関連腸炎	103, 112
cluster	51
coccobacillus	53, 54, 69
COPD	80
COPDの急性増悪	80
CPFX	75
CRBSI (catheter-related bloodstream infection)	112, 113, 114
Crohn病	100
CTM-HE	89
CTRX	73, 81, 96
CTX	93
CVA叩打痛	93

D～G

de-escalation	70, 82, 83, 84, 93, 114, 120, 128, 130
Diff-Quik®染色	63
diplococcus	54, 57
dirty stain	63
double Jカテーテル	95
Duke criteria	110
EM	100
F-FLCZ	114
filamentous	56
Foleyカテーテル	95
Fournier壊疽	130
Geckler分類	27, 41, 67, 68, 73, 81
ghost mycobacteria	77
giant size	56
Giemsa染色	60, 105
Gimenez染色	60, 75, 76
GM	130, 131
GNC	42
GNR	41
GPC	41
GPR	42
Gram positive diplococcus	68
gull wing	54

H～M

HACEKグループ	26, 111
Hans Christian Joachim Gram	33, 37
Hansel染色	64
HIV患者	106
HIV感染	96, 104, 119
HPF (high power field)	89
Huckerの変法	37
IE (infectious endocarditis)	107
IROAD	84
Janeway病変	108, 109, 111
jolt accentuation	136, 137
Kernig徴候	137
Kinyoun染色	56, 126
large size	53
long chain	51
LRINEC (laboratory risk indicator for necrotizing fasciitis) score	120
major criteria	111
maximal sterile barrier precautions	115
MEPM	117, 118
middle size	53, 54
Miller&Jones分類	27, 41, 67, 68, 73, 81
minor criteria	111
mitis group	132
mucoid	67, 68
mutans group	132
M痰	71

N～R

N95マスク	62
neck flexion test	137
necrotizing fasciitis	117
oral hygiene	70
oral sex	96
Osler結節	108, 109, 111
PMN (polymorphonuclear leukocyte)	41
polymicrobial pattern	43, 44, 57
PUBS (purple urine bag syndrome)	98
purulent	67, 68
PVL (Panton-Valentine leukocidin)	124, 125
pyogenic group	132
P痰	67, 71
Roth斑	111

S～V

SCCmecA	124
SCCmecA II	125
SCCmecA IV	125
SEXパートナー	96
short chain	51
small size	53, 54
SPACE	87, 91, 113
SPACE＋α	52, 87
splinter hemorrhage	108, 109
STI (sexually transmitted infection)	91, 96, 104
STSS (streptococcal toxic shock syndrome)	133
subacute～chronic onset	100
sudden onset	100
TDM (therapeutic drug monitoring)	113
TEE (transesophageal echocardiography)	110
toxinA	103
toxinB	103
TTE (transthoracic echocardiography)	110
typeI	118
typeII	118
VCM	50, 55, 81, 82, 95, 103, 113, 120, 124, 125
virulence	49
Ziehl-Neelsen染色	59

和文

ア行

アーチファクト	44, 46
青いおむつ症候群	98
亜急性～慢性発症	100
握雪感	117
アジスロマイシン	96
亜硝酸塩	89
亜硝酸塩試験	89
アミノグリコシド系抗菌薬	131
アムホテリシンB	114
アモキシシリン	68
アルコール依存症	127
アルコール綿	36
アレルギー性鼻炎	64
安全キャビネット	62
アンピシリン	52, 68, 80, 92, 95
アンピシリン/スルバクタム	83, 112
医原性下痢	102
イヌ咬傷	119
イミペネム/シラスタチン	130
院内感染	83
院内感染症	52
院内肺炎	80, 84, 112
院内肺炎診療	84
院内肺炎のガイドライン	87
ウイルス性肝炎	96
ウイルス性腸炎	100
ウイルス性肺炎	75
ウロバッグ	30
栄養体	31, 63, 104
エオジノステイン®	64
壊死性筋膜炎	32, 44, 117, 118, 119, 126, 128, 133
エステラーゼ	89
エタノール	34
エリスロマイシン	100
炎症性下痢	102
炎症性腸疾患	100
遠心分離	31, 36, 89
大型	53
オレンジ色の痰	79

カ行

海水の曝露	119
潰瘍性大腸炎	100, 103
火炎固定	36
喀痰	29
喀痰洗浄法	34
ガス壊疽	117, 118
ガス産生	118
カテーテル感染	80, 83
カテーテル関連血流感染症	26, 112, 114, 115
カテーテル関連尿路感染症 (CAUTI)	91, 95, 112
カテゴリー	41
化膿性関節炎	133
化膿性脊椎炎	132
過敏性腸症候群	100
芽胞 (spore)	55, 102, 103, 113
カモメの翼	54
カルバペネム系抗菌薬	52, 58, 83, 120, 124, 130
肝硬変	119
感染性心内膜炎	107, 110, 115, 130, 133
乾燥	36
乾酪性肺炎	77
偽陰性	89
起炎菌の推定	24
気管吸引用キット	29
気管支炎	81
気管支喘息	64
気管支肺胞洗浄	63
気管支肺胞洗浄液	64
気腫性腎盂腎炎	93
キシレン	45
寄生虫疾患	64
キニヨン染色	126
偽膜性腸炎	80, 102, 103
ギムザ染色	60, 105
球桿菌	53, 54, 69
急性発症	100
偽陽性	89
共通言語（専門用語）	27, 68
莢膜	51, 53, 64, 68, 70
筋膜切開術	117
空洞性病変	77
クラミジア尿道炎	96
クラミドフィラ肺炎	75
グラム陰性桿菌	41
グラム陰性球菌	42
グラム染色で染まらない菌	78
グラム染色の原理	33, 34
グラム陽性桿菌	42
グラム陽性球菌	41
グラム陽性双球菌	67, 68, 73
クラリスロマイシン	100
クリスタルバイオレット	34, 46
クリプトスポリジウム症	104
クリンダマイシン	58, 117, 118, 120, 128, 129, 130
クルシュマン螺旋体	44, 45
経胸壁心臓超音波（エコー）検査	110, 111, 130
経食道心臓超音波（エコー）検査	110, 111, 130
劇症型の感染症	32
劇症型連鎖球菌感染症	133
血液培養	93, 110, 114
血液培養ボトル	32
結核性肺炎	77
結核を疑うキーワード	78, 79

血清型	132	
血中濃度モニタリング	113	
ケンキポーター®	31	
ゲンタマイシン	130, 131	
抗MRSA薬	84	
抗菌スペクトラム	48	
抗菌薬に反応しない肺炎	73	
抗菌薬の選択	48	
抗菌薬無効肺炎様陰影	74	
口腔内衛生状態	70	
口腔内常在菌	73, 76	
好酸球	64	
好酸球染色	64	
抗酸菌感染症	75	
抗酸菌染色	62, 77	
抗真菌薬	114	
好中球	39, 40, 41	
好中球減少症	119	
高張食塩水	29, 67	
高度無菌バリアプレコーション	115	
項部硬直	137	
肛門周囲炎	104	
肛門性交	104	
抗緑膿菌作用	84, 114	
高齢者	133	
誤嚥性肺炎	43, 57	
小型	53, 54	
股関節炎	117	
骨髄炎	118, 120, 126	
骨内掻爬	118	
固定	36	
古典的な髄膜炎の3徴	136	
混合感染	43, 57	
コンタミネーション	26, 32, 113, 114	

サ行

細菌検査技師	39
細菌性髄膜炎	29, 136
細菌性腹膜炎	43
細菌尿	89
細菌の分類	48
細胞性免疫	55
細胞内寄生菌	76
柵状	55
残尿感	88, 89, 90
糸球体腎炎	109, 111
自己免疫性疾患	100
自然耐性	50, 52

持続的血液濾過透析	118, 124
市中感染症	52
市中肺炎	27, 69, 70, 72
膝関節炎	117
シナジー効果（相乗効果）	130, 131
シプロフロキサシン	75
脂肪性下痢	102
シャルコーライデン結晶	44
収縮期雑音	107
重症感染症	32
修正Duke criteria	111, 112
集団発生	102
出芽	56
出血性腸炎	103
小基準	111
常在菌	26, 29
静脈注射麻薬使用者	119
食中毒	100, 106
腎盂腎炎	91, 92, 130
人工弁	111
心雑音	107, 109
人獣共通感染症	53
浸透圧性下痢	102
侵入門戸	112
腎囊胞	93
水腎症	93
髄膜刺激徴候	136
スペクトラム	70, 92
スワブ	100
性感染症	91, 104
成人院内肺炎診療ガイドライン	84
成人院内肺炎の重症度分類	81
成人市中肺炎ガイドライン	73
精巣上体炎	91, 92, 95
生体側の所見	39, 40
性風俗店	96
脊柱管内膿瘍	131, 132
赤痢アメーバ症	31, 104
赤痢アメーバ大腸炎	103, 104
接触感染対策	102, 103
セファゾリン	93, 127
セフェピム	52, 114
セフェム系抗菌薬	50, 52, 57, 75, 82
セフォタキシム	93
セフォチアム ヘキセチル	89
セフタジジム	52, 114
セフトリアキソン	73, 81, 96

尖圭コンジローマ	104
線状の爪下出血	107
潜伏期間	100
線毛上皮細胞	40, 44, 45, 58
前立腺炎	91, 92, 95
前立腺肥大	92
僧帽弁逸脱症	107
僧帽弁閉鎖不全症	107
僧帽弁膜症	107

タ行

第1世代セフェム系抗菌薬	50, 93
第3世代セフェム系抗菌薬	52, 57, 73, 82, 83, 120
第4世代セフェム系抗菌薬	83, 120
大基準	111
代謝性アシドーシス	123, 124, 125
大腸炎	104
大腸菌	119, 140
大葉性肺炎	75
唾液混入	68
多剤耐性アシネトバクター	84
多剤併用療法	59
多発膿痂疹	122
単純性腎盂腎炎	93
単純性尿路感染症	90, 91
男性同性愛者	91, 104, 106, 125
丹毒	119
チール・ネルゼン染色	62, 75, 77, 126
中型	53, 54
中耳炎	81
中心静脈カテーテル	112
中枢神経症状	79
中毒性巨大結腸症	103
腸管運動機能不全	102
腸管出血性大腸菌O157	106
腸球菌	111, 113
長期療養施設	70
腸内細菌科	53, 98
直腸炎	104
直腸診	90, 103
椎体炎	130, 131
低ナトリウム血症	79
低補体血症	109
低リン血症	79
デキサメタゾン	141
テトラサイクリン系抗菌薬	60
デブリードマン	117, 120, 124

電解質異常 79	播種性血管内凝固 118	墨汁法 64, 121
同性愛者 96	白血球エステラーゼ試験 89	ホスフルコナゾール 114
糖尿病患者 44	白血球破壊毒素遺伝子 124	細く長く分岐 56
毒素 102, 128	ハの字状 55	
突然の発症 100	バルトネラ 28	**マ行**
貪食像 39, 40, 43	バンコマイシン 50, 55, 81, 82, 95, 103, 113, 120, 124, 125	マイコプラズマ肺炎 75
		マクロファージ 76
ナ行	比較的徐脈 79	マクロライド系抗菌薬 60, 100
内科緊急疾患 (内科エマージェンシー) 136	皮下膿瘍 57	慢性肝疾患 119
	微生物の所見 39	短い連鎖 51
長い連鎖 51	非定型菌 27, 28	ムコイド (型) 53, 70
西岡変法 37	非定型細菌 59	無痛性の点状紫斑 107
ニューキノロン系抗菌薬 60, 75, 100	非定型肺炎 75	メイ・ギムザ染色 63
ニューモシスチス肺炎 63, 75	皮膚移植 124	メタノール固定 36
尿管結石 93	皮膚潰瘍 123, 124, 125	メチレンブルー染色 63, 105
尿中抗原検査 75	ピペラシリン 52	メトロニダゾール 58, 102, 103, 104
尿道炎 90, 91	ヒメネス染色 75, 76	メロペネム 53, 117, 118, 124
尿道留置カテーテル 30, 95	病原性 49	免疫不全 83, 87
尿路感染 (症) 80, 83	日和見感染症 121	免疫不全状態 84
尿路結石 93	頻尿 88, 89, 90	
ネコ咬傷 119	フィラメント状 58	**ヤ行**
熱傷 119	フェイバー法 37, 38, 126	薬剤感受性 28
ネブライザー 67	複雑性尿路感染症 90, 91, 130	薬剤感受性試験 48
ネフローゼ症候群 123	フクシン液 34	薬剤耐性菌 49, 70, 84
粘性 67, 68	副鼻腔炎 81	薬剤熱 112
膿痂疹 122, 123, 124, 125	不定形 58	疣贅 110, 111, 130
膿胸 57	ブドウ状に集簇 51	有痛性潰瘍 122
嚢子 63	ブドウ糖非発酵菌 53	有痛性の発赤 108
膿性 67	プレボテラ 57	輸入感染症 123
膿尿 89	分泌性下痢 102	溶血性 132
嚢胞内感染 93	閉塞機転 95	溶血性尿毒症性症候群 106
膿瘍形成 132	ペニシリンGカリウム 55, 57, 58, 60, 110, 128, 130	溶血のパターン 132
		ヨウ素液 34
ハ行	ペニシリン系抗菌薬 50, 55	腰椎穿刺 31
バーミー法 34, 37, 38, 126	ペニシリン耐性株 57	
肺炎球菌性肺炎 68, 72, 76	偏性嫌気性 102	**ラ行**
肺炎球菌尿中抗原キット 138	便中白血球 105	ランブル鞭毛虫症 104
肺炎の重症度 84	扁平上皮細胞 39, 40, 41, 44, 45, 68	リネゾリド 120
バイオフィルム 95	弁膜症 111	リボソーム50S 128
肺結核 62, 75, 78	鞭毛 105	淋菌性尿道炎 96, 103, 104
敗血症 32, 93	蜂窩織炎 127, 129, 130, 133	レジオネラ尿中抗原検査 75
梅毒 96	膀胱炎 30, 91	レジオネラ肺炎 75, 78
排尿時痛 88, 89, 90, 95	膀胱炎症状 89	肋骨脊柱角の叩打痛 89
肺ノカルジア症 121	膀胱カテーテル 112	
白癬 127, 128	膀胱刺激症状 93	
播種性クリプトコッカス症 121	蜂巣炎 119	

■ 著者プロフィール

田里大輔（Daisuke Tasato）
琉球大学大学院医学研究科　感染症・呼吸器・消化器内科学（第一内科）

2003年琉球大学医学部卒業．同大学第一内科へ入局後，琉球大学医学部附属病院および関連病院である浦添総合病院，中頭病院，沖縄県立南部医療センター・こども医療センターで一般内科，呼吸器，感染症の研鑽を積む．2008年国立国際医療センター エイズ治療・研究開発センターでHIV感染症・AIDSの専門的なトレーニングを受け，2009年より再び琉球大学医学部附属病院で呼吸器・感染症診療に従事．2013年より公益社団法人 北部地区医師会病院で勤務中．専門は呼吸器内科，感染症．趣味は熱帯魚飼育と掃除．2児（娘）の父．

藤田次郎（Jiro Fujita）
琉球大学大学院医学研究科　感染症・呼吸器・消化器内科学（第一内科）

1981年岡山大学医学部卒業，虎の門病院内科レジデント，国立がんセンター病院内科レジデントを経て，米国ネブラスカ医科大学呼吸器内科に留学しStephen I. Rennard先生に師事，1987年香川医科大学医学部附属病院第一内科助手，2011年〜講師．2005年，琉球大学医学部感染病態制御学講座（第一内科）教授．専門は呼吸器内科，感染症内科．研究テーマは，細胞骨格蛋白，市中肺炎，間質性肺炎，インフルエンザウイルス感染症．趣味は論文執筆，アンティーク，琉球ガラス．好きな言葉は「愛と光」．香川県出身．

レジデントノート別冊

できる！見える！活かす！
グラム染色からの感染症診断
検体採取・染色・観察の基本とケースで身につく診断力

2013年6月15日　第1刷発行	
2018年3月30日　第3刷発行	
編　集	田里大輔，藤田次郎
発行人	一戸裕子
発行所	株式会社羊土社
	〒101-0052
	東京都千代田区神田小川町2-5-1
	TEL　03（5282）1211
	FAX　03（5282）1212
	E-mail　eigyo@yodosha.co.jp
	URL　www.yodosha.co.jp/
印刷所	株式会社平河工業社

© YODOSHA CO., LTD. 2013
Printed in Japan

ISBN978-4-7581-1739-5

本書に掲載する著作物の複製権，上映権，譲渡権，公衆送信権（送信可能化権を含む）は（株）羊土社が保有します．
本書を無断で複製する行為（コピー，スキャン，デジタルデータ化など）は，著作権法上での限られた例外（「私的使用のための複製」など）を除き禁じられています．研究活動，診療を含み業務上使用する目的で上記の行為を行うことは大学，病院，企業などにおける内部的な利用であっても，私的使用には該当せず，違法です．また私的使用のためであっても，代行業者等の第三者に依頼して上記の行為を行うことは違法となります．

JCOPY ＜（社）出版者著作権管理機構 委託出版物＞
本書の無断複写は著作権法上での例外を除き禁じられています．複写される場合は，そのつど事前に，（社）出版者著作権管理機構（TEL 03-3513-6969，FAX 03-3513-6979，e-mail: info@jcopy.or.jp）の許諾を得てください．

レジデントノート

プライマリケアと救急を中心とした総合誌

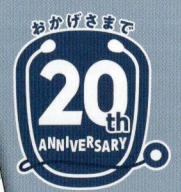

おかげさまで 20th ANNIVERSARY

医療現場での実践に役立つ研修医のための必読誌！

レジデントノートは，研修医・指導医にもっとも読まれている研修医のための雑誌です

月刊　毎月1日発行　B5判　定価（本体2,000円＋税）

特徴

① 医師となって最初に必要となる"基本"や"困ること"をとりあげ，ていねいに解説！

② 画像診断，手技，薬の使い方など，すぐに使える内容！日常の疑問を解決できます

③ 先輩の経験や進路選択に役立つ情報も読める！

増刊 レジデントノート

増刊　年6冊発行　B5判

大好評の増刊は年6冊発行!!

月刊レジデントノートのわかりやすさで，1つのテーマをより広く，より深く解説！

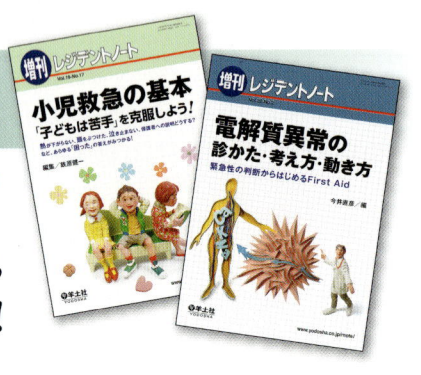

年間定期購読料（国内送料サービス）

- 通常号（月刊）　　　　　　　　　　　　：定価（本体24,000円＋税）
- 通常号（月刊）＋WEB版（月刊）　　　　：定価（本体27,600円＋税）
- 通常号（月刊）＋増刊　　　　　　　　　：定価（本体52,200円＋税）
- 通常号（月刊）＋WEB版（月刊）＋増刊　：定価（本体55,800円＋税）

発行　**羊土社 YODOSHA**
〒101-0052　東京都千代田区神田小川町2-5-1　TEL 03(5282)1211　FAX 03(5282)1212
E-mail：eigyo@yodosha.co.jp
URL：www.yodosha.co.jp/

ご注文は最寄りの書店，または小社営業部まで